Shakha Pathania
Baljeet Singh
Basant Kaur Aulakh

Tratamento para defeitos de furca de grau III

Shakha Pathania
Baljeet Singh
Basant Kaur Aulakh

Tratamento para defeitos de furca de grau III

Gestão de defeitos de furca de grau III

ScienciaScripts

Imprint

Any brand names and product names mentioned in this book are subject to trademark, brand or patent protection and are trademarks or registered trademarks of their respective holders. The use of brand names, product names, common names, trade names, product descriptions etc. even without a particular marking in this work is in no way to be construed to mean that such names may be regarded as unrestricted in respect of trademark and brand protection legislation and could thus be used by anyone.

Cover image: www.ingimage.com

This book is a translation from the original published under ISBN 978-620-7-99500-4.

Publisher:
Sciencia Scripts
is a trademark of
Dodo Books Indian Ocean Ltd. and OmniScriptum S.R.L publishing group

120 High Road, East Finchley, London, N2 9ED, United Kingdom
Str. Armeneasca 28/1, office 1, Chisinau MD-2012, Republic of Moldova, Europe
Printed at: see last page
ISBN: 978-620-7-97170-1

Índice

INTRODUÇÃO

A periodontite é definida como "uma doença inflamatória dos tecidos de suporte dos dentes causada por microrganismos específicos ou grupos de microrganismos específicos, resultando na destruição progressiva do ligamento periodontal e do osso alveolar com formação de bolsas, recessão ou ambos". A periodontite está associada à acumulação de placa bacteriana e de cálculo. Além disso, tem uma taxa de progressão da doença lenta a moderada, mas podem ser observados períodos de destruição mais rápida. O aumento da taxa de progressão da doença pode ser causado pelo impacto de factores locais, sistémicos ou ambientais que podem influenciar a interação bacteriana normal[1] .

Ao longo dos últimos anos, foram implementadas várias estratégias de tratamento para melhorar o prognóstico dos molares com envolvimento da furca. Vários sistemas de classificação foram propostos para o envolvimento da furca.

Assim, o envolvimento da furca é definido como "reabsorção óssea e perda de inserção no espaço inter-radicular que resulta da doença periodontal associada à placa bacteriana". Esta condição aumenta consideravelmente o risco de perda dentária[2] . Por conseguinte, a furca representa um problema formidável no tratamento da doença periodontal, principalmente relacionado com a anatomia complexa e irregular da furca. Assim, uma compreensão completa da anatomia da raiz do molar é essencial para decisões diagnósticas e terapêuticas corretas. Factores como o comprimento do tronco radicular, a entrada da furca, a separação da raiz e a área da superfície radicular podem afetar o diagnóstico e, consequentemente, a escolha da terapia adequada para o dente com furca[3] . Uma terapia periodontal bem sucedida tem como objetivo regenerar as estruturas periodontais perdidas. Uma seleção adequada do caso e do plano de tratamento pode revelar-se benéfica para os pacientes.

Historicamente, os procedimentos utilizados para tratar doentes com periodontite avançada tinham como objetivo a eliminação da placa subgengival e do cálculo das superfícies radiculares afectadas. Esta terapia incluía destartarização e planeamento radicular e cirurgia de retalho periodontal. Este modo de terapia padrão, se seguido de um tratamento periodontal de suporte pós-operatório adequado, resulta numa gestão bem sucedida da doença periodontal progressiva. O envolvimento da furca foi classificado por sistemas como a classificação de Glickman, a classificação de Goldman, Tarnow e

Fletcher. De acordo com Glickman, as principais caraterísticas das lesões de furca são:

Envolvimento de grau I: É a lesão incipiente ou precoce. A bolsa é supra-óssea, envolvendo o tecido mole; ligeira perda óssea na área da furca.

Envolvimento de grau II: O osso está destruído num ou mais aspectos da furca, mas uma porção do osso alveolar e do ligamento periodontal permanece intacta, permitindo assim uma penetração apenas parcial da sonda na área da furca.

Envolvimento de grau III: O osso inter-radicular está completamente ausente, mas os orifícios faciais e/ou linguais da furca estão ocluídos por tecido gengival. Portanto, a abertura da furca não pode ser vista clinicamente, mas é essencialmente um túnel de passagem. Se a radiografia dos molares inferiores for efectuada com um ângulo adequado e as raízes forem divergentes, estas lesões aparecerão na radiografia como uma área radiolúcida entre as raízes. Os molares superiores apresentam uma dificuldade de diagnóstico devido ao facto de as raízes se sobreporem umas às outras.

Envolvimento de grau IV: O osso inter-radicular por baixo do teto da furca está completamente destruído.

De acordo com estes, a furca de grau III denota uma perda completa do osso interradicular, resultando num túnel que não é aberto, mas coberto por tecido mole, pelo menos num dos lados.

Quando a periodontite progride para o local onde as raízes dos dentes se dividem; nessa circunstância, a perda de ligação pode continuar apicalmente ao longo de uma ou de ambas as raízes em causa No entanto, quando a perda de ligação progride horizontalmente para a região entre as raízes, é criado um novo problema de acesso.

A furca de grau três é classificada como uma destruição horizontal do tecido periodontal na furca[4] . O tratamento da furca de grau 3 tem sido historicamente menos do que previsível. Isto deve-se à complexidade anatómica e à irregularidade que aumenta a suscetibilidade à retenção bacteriana e impede a acessibilidade à higiene oral e ao desbridamento periodontal. Numerosos estudos demonstraram que os dentes com defeitos de furca mais avançados têm taxas de sobrevivência mais baixas do que os dentes com menos perda óssea.

O prognóstico a longo prazo dos dentes com envolvimento de furca tratados com terapia convencional demonstra uma maior frequência de perda dentária do que os dentes não furcados. A reduzida taxa de sucesso pode dever-se ao facto de a persistência de um defeito no espaço interradicular criar um ambiente anatómico que interfere com os esforços de higiene oral. De facto, o ganho parcial de níveis de inserção clínica dentro do defeito, embora estatisticamente ou clinicamente significativo, não resolverá eficazmente o resultado do problema durante a fase de manutenção da terapia.

Portanto, quando um dente apresenta invasão de furca grau 3, o clínico se depara com um dilema de tratamento. O objetivo do tratamento é melhorar o controlo da placa bacteriana, eliminando nichos anatómicos dentro da furca onde as bactérias se podem acumular[6] . As tentativas de tratamento variam desde a terapia não cirúrgica, obliteração da furca e cirurgia para aumentar o acesso à furca. Assim, os princípios da terapia do envolvimento da furca de grau 3 podem ser discutidos sob três títulos principais: *Conservadora, Resectiva e Regenerativa*[7] . A abordagem conservadora inclui o condicionamento radicular, a destartarização e o alisamento radicular. Apesar dos sucessos parciais relatados no tratamento não-cirúrgico das furcações, vários investigadores e clínicos relataram o fracasso da instrumentação subgengival no tratamento de furca de molares. A abordagem cirúrgica ou radical inclui procedimentos como, GTR, ressecção da raiz, hemisecção e preparação do túnel. Foram documentados vários procedimentos ósseos regenerativos para o tratamento da furca, incluindo o enxerto ósseo ou substitutos, a biomodificação da raiz e a utilização de factores de crescimento.

Idealmente, a regeneração bem sucedida dos defeitos da furca periodontal consiste na eliminação completa dos componentes horizontais e verticais do defeito através do preenchimento ósseo.

Nos últimos anos, a gestão dos defeitos de furca passou de uma abordagem ressectiva para uma abordagem regenerativa.

As furcações de grau 3, devido às suas complexas variações anatómicas e considerações terapêuticas, representam uma situação difícil para o clínico. A decisão do clínico de escolher um plano de tratamento em vez de outro quando confrontado com o envolvimento de furca de grau 3 é influenciada por muitos factores. Estes podem ser enumerados em três áreas

- *Factores locais* - Anatomia do dente, mobilidade do dente, relação coroa/raiz, gravidade da perda de inserção, relação oclusal inter-arcos e intra-arcos, valor dentário estratégico para retenção ou remoção.

- *Factores do doente* - Saúde sistémica/resistência do hospedeiro, valor emocional do dente para o doente, envolvimento e compromisso em termos de tempo e dinheiro.

- *Factores clínicos* - Aptidões de diagnóstico e de planeamento do tratamento, conhecimento das opções terapêuticas e perspicácia clínica ou aptidão para a prestação de serviços.

Por conseguinte, o processo de escolha de um plano de tratamento em detrimento de outro é multifacetado.

Esta dissertação da biblioteca é uma tentativa de apresentar todas as modalidades de tratamento no tratamento do envolvimento da furca de grau 3, juntamente com várias complicações enfrentadas no tratamento de molares com envolvimento da furca de grau 3.

DEFINIÇÕES

- **O complexo radicular** é a porção do dente que está localizada apicalmente à junção cemento-esmalte (JCE), ou seja, a porção que é normalmente coberta por um cemento radicular. Este pode ser dividido em 2 partes: o tronco radicular e o cone radicular.

  o O **tronco radicular** representa a porção não dividida da raiz. A altura do tronco radicular é definida como a distância entre a JCE e a linha de separação entre dois cones radiculares.

  o **cone radicular** é a porção dividida do complexo radicular. Dois ou mais cones radiculares constituem a porção furcada do complexo radicular.

- **A furca** é a área revestida entre os cones individuais da raiz.

- **A entrada da furca** é a área de transição entre a parte não dividida e a parte dividida da raiz.

- **O fórnix da furca** é o teto da furca.

- **Grau de separação**: é o ângulo de separação entre dois cones de raiz.

- **A divergência** é a distância entre duas raízes. Esta distância aumenta normalmente na direção apical.

- **O coeficiente de separação** é o comprimento dos cones radiculares em relação ao comprimento do complexo radicular.

- Pode ocorrer a fusão entre cones radiculares divergentes. A fusão pode ser completa ou incompleta. No caso de uma fusão incompleta, os cones radiculares podem estar fundidos na área próxima à JCE, mas separados numa região mais apical do complexo radicular.[7]

- **Amputação da raiz**

  o A amputação da raiz é classificada como a remoção de uma raiz sem a remoção da parte saliente da coroa.

- **Ressecção da raiz**

  o A ressecção da raiz indica geralmente a remoção de uma raiz sem qualquer informação sobre a coroa do dente.

- O procedimento **de tunelização** consiste na criação intencional de uma furca com entrada acessível para procedimentos de higiene

ANATOMIA DAS FURCAÇÕES INDIVIDUAIS

Molares superiores :

Os primeiros e segundos molares têm, na maioria das vezes, três raízes: 1 mesiobucal (MB), 1 distobucal (DB) e uma palatina. A secção transversal das raízes DB e palatina é geralmente circular. O conhecimento da anatomia radicular é essencial para um desbridamento e aplainamento radicular completos nestas áreas. Em regra, os primeiros molares têm geralmente troncos radiculares mais curtos do que os segundos molares **(Hou et al)**[8] . Isto pode explicar o facto de terem uma maior prevalência de envolvimento da furca do que os segundos molares. A entrada da furca vestibular é mais estreita do que as suas contrapartes distal e mesial.

O grau de separação entre as raízes e a sua divergência diminuem do primeiro para o segundo, e do segundo para o terceiro, tanto na maxila como na mandíbula, implicando assim que existe um melhor acesso para tratamento no caso de envolvimento de furca do primeiro molar[3] .

Gher[9] determinou a variação da área da superfície radicular (RSA) em incrementos de 1 mm desde a junção cemento-esmalte (CEJ) até ao ápice do primeiro molar superior. Vinte primeiros molares superiores extraídos foram seccionados transversalmente a cada milímetro, e cada secção foi fotografada, projectada e medida com um opisómetro calibrado. A RSA e a percentagem de RSA foram calculadas para cada secção de 1 mm. A localização das entradas de furca, separações de raiz e tectos de furca também foi determinada. A análise das medições médias demonstrou que (1) a maior percentagem de RSAs foi encontrada na área da furca; (2) a distância média da JCE foi de 3,6 mm para a entrada da furca mesial, 4,2 mm para a entrada da furca facial e 4.8mm para a entrada distal da furca; (3) a distância média da JEC até o ponto em que as raízes se separam do tronco radicular foi de 5,0mm para a raiz mesiovestibular e de 5,5mm para a raiz distovestibular; (4) em 11 dos 20 dentes, o teto da furca foi coronal a todas as separações radiculares, formando uma cúpula côncava entre as raízes. De acordo com as medidas individuais e médias, uma perda de inserção horizontal maior ou igual a 6,0mm resultaria em comprometimento de furca grau II em todos os dentes estudados.

Pré-molares superiores :

Em cerca de 40% dos casos, os primeiros pré-molares superiores têm 2 cones radiculares:

um vestibular e outro palatino e, portanto, uma furca mesiodistal. Uma concavidade está frequentemente presente no aspeto da furca da raiz vestibular. A furca está frequentemente presente no meio ou no terço apical do complexo radicular. Este facto dificulta não só o diagnóstico mas também o acesso para um desbridamento adequado quando esta furca está envolvida[3] .

Joseph et al[10] avaliaram que os dentes multirradiculares em que a colocação apical da furca, a entrada estreita da furca, as concavidades na superfície da raiz e a configuração indesejável da raiz dificultam a instrumentação e o controlo da placa bacteriana. O envolvimento da furca, quando presente nos primeiros pré-molares superiores em particular, apresenta um mau prognóstico, pois a furca abre-se mesio-distalmente. O presente estudo em primeiros pré-molares superiores tem como objetivo avaliar (1) a frequência da bifurcação (2) a proximidade da furca com a junção cemento-esmalte (3) a profundidade da concavidade no tronco radicular (4) a profundidade da concavidade na face furcal da raiz (5) o diâmetro da entrada da furca (6) a extensão da divergência radicular. Os dentes com raízes bifurcadas e fundidas tinham concavidades mais profundas na face mesial do que na face distal. As concavidades nas faces mesial e distal do tronco radicular aprofundaram-se progressivamente do terço cervical em direção à furca. No terço médio, no entanto, a profundidade da concavidade foi mais ou menos a mesma em ambos os aspectos e estatisticamente insignificante. Uma comparação entre as concavidades no terço cervical e médio do mesmo lado das raízes bifurcadas e fundidas mostrou que as concavidades eram maiores no terço médio de ambos os aspectos mesial e distal. As concavidades no tronco radicular e a concavidade furcal actuam como nichos para a placa bacteriana e o cálculo, pelo que, durante o alisamento radicular, estas áreas não são alcançadas e os acúmulos tendem a ficar retidos. A manutenção destas áreas após o tratamento também é difícil. Deve ser dada a devida atenção a estas concavidades, uma vez que podem levar a um mau prognóstico.

Molares mandibulares :

No primeiro e segundo molares, o complexo radicular inclui quase sempre dois cones radiculares, um mesial e outro distal, sendo a raiz mesial maior. A raiz distal é circular em secção transversal, enquanto a raiz mesial tem uma forma de "ampulheta". A entrada da furca lingual é frequentemente encontrada mais apicalmente à JCE do que a entrada vestibular. Isso pode explicar o envolvimento mais frequente da furca vestibular em molares inferiores do que a lingual.

Dunlap[11] estudou a área de superfície radicular (RSA). Comparando a anatomia transversal das raízes mesiais e distais, o autor constatou que (1) as raízes mesiais eram mais largas na dimensão lingual vestibular e mais estreitas na dimensão distal mesial do que as raízes distais. As raízes distais tinham sempre uma forma mais cónica do que as raízes mesiais. (2) Devido às suas respectivas formas anatómicas, os canais radiculares mesiais estavam mais próximos da superfície externa da raiz do que os canais radiculares distais. **Santana et al**[12] estudaram que o grau de sucesso no tratamento do envolvimento das furcações está inversamente relacionado com a profundidade horizontal de sondagem. A profundidade do componente horizontal da perda de inserção pode variar dependendo dos pontos de referência da superfície externa do dente utilizados. O estudo determinou as medidas vestibulolinguais da junção cemento-esmalte e das raízes mesial e distal e ao nível da separação das raízes.

Foram avaliadas quatro distâncias horizontais buco-linguais

1.	*CEJ (Cemento Enamel Junction)* a largura do dente, registada no centro da CEJ, na direção da entrada da furca vestibular e lingual.

2.	*FE (entrada da furca)* a largura do teto da furca no ponto de separação das raízes mesial e distal.

3.	*MRW (Mesial root width)* a largura da raiz mesial num ponto paralelo à entrada da furca e a largura da raiz distal, na convexidade máxima da raiz nas superfícies lingual e vestibular.

4.	*DRW (Distal Root Width - Largura* da *raiz* distal) a largura da raiz distal, tal como para a largura da raiz mesial.

Antes de as medições serem registadas, a posição dos pontos de interesse foi marcada sobre a superfície da raiz com uma caneta de grafite de 0,5 mm. Os autores sugerem que 4,30 a 6,90 mm de perda de inserção horizontal no periodonto inter-radicular podem resultar na comunicação entre as entradas das furcas vestibular e lingual. Os resultados demonstraram que as diferenças entre as medidas da largura da raiz mesial e da entrada da furca e entre as medidas da largura da raiz distal e da entrada da furca não são as mesmas. As medições das discrepâncias entre a superfície externa da raiz e a entrada da furca podem ser um complemento importante para futuros estudos relacionados com o diagnóstico e tratamento de lesões de furca. As medições da junção cemento-esmalte, da largura da raiz mesial e da largura da raiz distal podem ser usadas para prever com fiabilidade a entrada da furca. Assim, as medições da junção cemento-esmalte e da largura da raiz distal + largura da raiz mesial podem ser úteis para determinar a dimensão real da largura horizontal da furca, o grau real de destruição inter-radicular e a quantidade real de regeneração necessária para fechar o envolvimento da furca.

A junção cemento-esmalte pode ser tomada como ponto de referência para estimar as medidas horizontais das estruturas menos acessíveis, como a entrada da furca subgengival. A largura da junção cemento-esmalte pode ser útil para estimar a largura real da entrada da furca antes de uma intervenção cirúrgica. Estas associações podem ser úteis para os clínicos que pretendam prever a largura real da entrada da furca e identificar as possíveis influências de outros factores anatómicos nas leituras de medição aberta e fechada da perda de inserção horizontal, tais como a profundidade do sulco radicular de desenvolvimento ao nível da entrada da furca, a espessura da gengiva e a profundidade da bolsa vertical.

Outros dentes :

A furca também pode estar presente em dentes que normalmente têm apenas uma raiz. Por exemplo, podem existir 2 incisivos, caninos e pré-molares mandibulares enraizados. Ocasionalmente, 3 pré-molares maxilares enraizados e 3 molares mandibulares enraizados também podem ser encontrados[3] .

ETIOLOGIA DO ENVOLVIMENTO DAS FURCAÇÕES

O envolvimento da furca pode resultar da acumulação da placa bacteriana e das consequências inflamatórias que resultam da sua presença a longo prazo. A extensão da perda de inserção necessária para produzir um defeito de furca é variável e está relacionada com factores anatómicos locais (por exemplo, comprimento do tronco radicular, morfologia da raiz) e anomalias de desenvolvimento locais (por exemplo, projecções cervicais do esmalte). Os factores locais podem afetar a taxa de deposição de placa bacteriana ou complicar a realização de procedimentos de higiene oral, contribuindo assim para o desenvolvimento de periodontite e perda de inserção[13].

1. Placa associada :

Concluiu-se que as IF são uma fase da extensão radicular das bolsas periodontais nas regiões das furcações, não existindo caraterísticas histológicas que as tornem entidades únicas.

No entanto, existem determinados *factores predisponentes* que tornam estas áreas de furca particularmente susceptíveis à doença periodontal. Estes incluem:

a) Projecções cervicais do esmalte (CEPs): . A prevalência é maior nos segundos molares inferiores e superiores. A extensão das CEPs foi classificada por **Masters e Hoskins**[14].

Grau I: A projeção do esmalte estende-se da JCE do dente em direção à entrada da furca.

Grau II: A projeção do esmalte aproxima-se do resultado da furca. Não entra na furca, pelo que não existe componente horizontal.

Grau III: A projeção do esmalte estende-se horizontalmente até à furca.

Leib et al[1] 5 relataram a correlação de envolvimentos de furca para dentes multirradiculares com projecções de esmalte. O seu estudo piloto e as observações que foram feitas em 301 molares maxilares e mandibulares extraídos levaram às seguintes conclusões.

1.   O nível de ligação periodontal de um dente pode ser demonstrado através da coloração do dente com violeta cristal. Esta coloração também identifica os envolvimentos de furca.

2.   Não parece haver diferença significativa entre a incidência de envolvimentos de furca em superfícies com projecções e naquelas sem projecções.

Hou e Tsai[16] - O objetivo do seu estudo foi reavaliar a prevalência, distribuição e grau de CEPs em pacientes com molares com envolvimento furcal.

(1)   Determinar a relação entre os envolvimentos de furca e os CEP's nos molares envolvidos por furca.

(2)   Determinar o estado de saúde do tecido periodontal adjacente à área vestibular de molares com ou sem CEP.

(3)   Avaliar a simetria bilateral dos CEP's em molares com envolvimento de furca.

A frequência de CEP nos molares ocorreu na seguinte ordem - primeiro molar inferior, primeiro molar superior, segundo molar inferior e segundo molar superior. A análise estatística revelou uma diferença significativa entre os envolvimentos da furca periodontal e a presença de CEPs. Indicaram que os envolvimentos de furca com CEP's estavam associados a uma higiene oral deficiente, medida pelo índice gengival e pelo índice de placa.

Hou e Tsai[17] alargaram a investigação acima referida estudando.

A possível relação entre a presença de CEP de molar combinado com crista bifurcacional intermédia (IBR) e envolvimentos de furca localizados. A prevalência, distribuição e grau de CEP's e IBR's em pacientes com envolvimento de furca de molares. A determinação do estado periodontal do tecido periodontal adjacente às áreas de furca dos molares com e sem CEP's e IBR's. Uma descoberta interessante foi a existência de uma prevalência relativamente alta de CEPs juntamente com IBRs em molares com um alto grau de FI (classe III) que necessitaram de extração para terapia periodontal. Este estudo também indicou uma maior prevalência de molares com IF associada a uma proximidade da furca à JCE nos primeiros e segundos molares inferiores com CEPs e IBRs. A distância entre a JEC e a furca diminui com molares com maior grau de CEP, portanto, quanto maior o grau de CEP, não só maior a distância entre a JEC e a furca, mas também maior a prevalência de FI. A maior prevalência de molares com CEPs de grau III foi observada nos primeiros e segundos molares inferiores, em comparação com aqueles com CEPs de grau I e II, respetivamente. O estudo fornece um critério de classificação de IBRs com base nas dimensões <1mm, <2mm, > 2 mm como grau I, II, III. O significado clínico do CEP e do IBR na patogénese da IF de molares implica que o CEP está provavelmente predisposto a uma progressão mais rápida da formação de bolsas. Uma vez que ocorre uma rutura, a invasão rápida da FI torna-se mais provável porque a proximidade dos CEPs à furca e a morfologia da projeção e irregularidade das IBRs no telhado da furca permitem a retenção da placa dentária microbiana. A inacessibilidade das regiões para a limpeza da placa dentária microbiana nas áreas radiculares seria impedida tanto pelos CEPs como pelas IBRs e poderia ser predisposta a uma maior invasão da furca.

Concavidades radiculares proximais : As superfícies proximais da raiz adjacentes às furcações dos primeiros molares permanentes apresentam frequentemente concavidades que albergam placa bacteriana, especialmente as raízes MB dos molares superiores e as raízes mesiais dos molares inferiores[4] . Essas concavidades podem exceder 1 mm de profundidade e são cobertas por uma camada mais espessa de cemento do que as convexidades radiculares adjacentes. Este facto pode permitir que a placa bacteriana, a sua toxina e, por fim, o cálculo penetrem mais na superfície da raiz, dificultando a sua remoção.

Villaca et al.[18] sugerem a necessidade de modificações no desenho dos colares de membrana para permitir uma adaptação mais íntima de sua superfície às concavidades do tronco radicular. Isso bloquearia o efeito adverso dessa caraterística anatômica sobre a regeneração tecidual guiada, favorecendo a regeneração do tecido periodontal e a obtenção de resultados terapêuticos mais satisfatórios.

Cristas bifurcadas :

Estas cristas são formadas maioritariamente por cemento. As cristas vestibular e lingual também são encontradas em alguns molares inferiores. Em contraste com as cristas bifurcacionais intermediárias, elas são feitas principalmente de dentina coberta por finas camadas de cemento. Essas cristas fazem com que o teto da furca esteja localizado mais coronalmente do que as entradas.

(d) Dimensões do tronco das raízes

É um dos factores anatómicos mais significativos relacionados com o envolvimento da furca. Os dentes multirradiculares têm um tronco radicular comum, que é a parte da raiz que se estende desde a linha cervical até à furca. Nos molares superiores, o primeiro molar tem um tronco radicular mais curto do que o segundo molar. No primeiro molar, a entrada mesial da furca está localizada a cerca de 3 mm da junção cemento-esmalte (JCE), enquanto a vestibular está a 3,5 mm e a entrada distal a cerca de 5 mm apical da JCE. Nos pré-molares superiores, a distância média entre a JCE e a entrada da furca é de cerca de 8mm. Nos molares inferiores, o tronco radicular do primeiro molar é frequentemente mais curto do que o tronco do segundo molar. A entrada lingual é frequentemente encontrada mais apicalmente da JCE (>4mm) do que a entrada vestibular (>3mm). A entrada da furca vestibular é frequentemente <.75mm enquanto a entrada lingual é >.75mm na maioria dos casos.

Hou et al[19] apresentaram a relação entre o comprimento do tronco radicular e o prognóstico de molares com envolvimento avançado da furca. Os molares com envolvimento de furca foram obtidos de 169 pacientes afectados por periodontite. O grupo de teste consistiu em 174 molares sem esperança, selecionados de um total de 441 molares com envolvimento de Classe III; os restantes 267 molares constituíram o grupo de controlo. Ambas as arcadas apresentaram uma taxa de perda significativamente mais elevada para dentes com um comprimento longo do tronco radicular (tipo C) nos segundos molares (41,3% e 32,4% na maxila e na mandíbula, respetivamente), com um elevado grau de envolvimento da furca de Classe III para o grupo de teste (extraído sem esperança ou de mau prognóstico), em comparação com os primeiros molares (9,9% e 0,9% na maxila e na mandíbula, respetivamente). Ambas as arcadas apresentaram uma prevalência significativamente maior de comprimentos longos do tronco radicular nos segundos molares em comparação com os primeiros molares, independentemente do local da furca. Apesar de os primeiros molares apresentarem uma prevalência mais precoce e mais elevada de envolvimento de furca de Classe III do que os segundos molares, estes últimos atingiram uma taxa de perda significativamente mais elevada. Os molares com troncos radiculares mais longos apresentavam um risco mais elevado de mau prognóstico do que os troncos radiculares mais curtos quando os dentes eram afectados pelo envolvimento de furca de Classe III. Para os segundos molares superiores extraídos com envolvimento de furca que não responderam à terapia periodontal, o comprimento longo do tronco radicular (C) foi responsável pela maior prevalência no local da furca mesial (41,8%), seguido pelos locais distal (33,0%) e vestibular (25,2%). A maior prevalência do comprimento do tronco radicular C foi encontrada nos locais de furca lingual (47,9%) e vestibular (45,1%) dos segundos molares inferiores. Quando um molar com tronco radicular tipo C apresenta um envolvimento de Classe III, o prognóstico é ruim.

e) Localização da furca

Uma consideração anatómica adicional é a localização da furcação mesial e distal do molar superior em relação às áreas de contacto interproximais e a sua posição em relação às dimensões faciais e linguais. A furca mesial dos molares superiores está localizada aproximadamente a dois terços em direção ao aspeto lingual e pode não ficar abaixo dos limites das áreas de contacto interproximais. A furca distal localiza-se na secção média do dente e situa-se abaixo dos limites da área de contacto interproximal. Estes factores são importantes para correlacionar a maior incidência de envolvimentos da furca distal em comparação com os envolvimentos mesiais dos molares superiores. As crateras ósseas interproximais são defeitos periodontais comuns no segmento posterior e ocorrem geralmente abaixo da dimensão da ampla área de contacto interproximal.

2. Origem endodôntica :

A elevada percentagem de dentes molares com canais acessórios patentes que se abrem para a furca sugere que a doença pulpar pode ser um cofator inicial no desenvolvimento do envolvimento da furca. A presença destes canais foi confirmada histologicamente em molares humanos extraídos. Os canais acessórios fornecem acesso à área interradicular para os produtos da necrose pulpar, com ou sem envolvimento periapical. Essa possibilidade deve ser cuidadosamente explorada quando o osso mesial e distal mantém sua altura normal. Radiograficamente, a lesão interradicular pulpar parece semelhante à causada pela periodontite marginal e o diagnóstico diferencial é difícil de ser feito. O sinal clínico que pode ajudar a avaliar a origem endodôntica da lesão é a não vitalidade do dente envolvido.

3. Doença Pulpar- Periodontal :

Neste caso, a doença pulpar e periodontal ocorre concomitantemente. A lesão endodôntica pode progredir e estabelecer uma comunicação com a cavidade oral. Se não houver envolvimento da furca periodontal estabelecida, essas lesões pulpares são, inicialmente, puros tratos endodônticos sinusais que drenam através do ligamento periodontal e do sulco gengival.

Se detectados e tratados precocemente por terapia endodôntica, esses defeitos de furca se resolvem com a regeneração de novo osso interfurcal e inserção. No entanto, se não forem detectados e tratados antes da formação de placa e cálculo na superfície radicular adjacente ao trato sinusal endodôntico, o envolvimento da furca torna-se um defeito endodôntico-periodôntico combinado. Uma vez que as lesões endodônticas e periodontais se unem, elas podem ser clinicamente indistinguíveis.

O prognóstico nesses casos depende da extensão do componente periodontal do envolvimento. Uma vez detectado um envolvimento de furca (FI) num dente não vital, a sequência habitual de tratamento é iniciar primeiro a terapia endodôntica e esperar 3-4 semanas. Nessa altura, o componente endodôntico da lesão deve ter cicatrizado clinicamente, e o terapeuta saberá, através da sondagem, quanto da lesão era de origem endodôntica e qual a extensão do componente periodontal remanescente. No entanto, 3-4 semanas é demasiado cedo para efetuar uma cirurgia periodontal extensa, porque o osso e o tecido conjuntivo destruídos pela infeção endodôntica não terão cicatrizado completamente. O tratamento cirúrgico de qualquer lesão periodontal remanescente deve ser adiado por pelo menos 6 meses para permitir a cicatrização dos defeitos dos tecidos duros e moles causados pela infeção endodôntica[20] .

4. Origem oclusal :

O conceito de trauma por oclusão como co-fator predisponente na formação mais rápida do envolvimento da furca é controverso.

A furca de um molar é única em comparação com um dente de raiz única, pois o seu ligamento periodontal entre a crista do osso interfucal e a cúpula da furca está alinhado num plano horizontal e não vertical. Assim, mesmo um ligeiro aumento das forças de oclusão cêntricas teria o mesmo efeito de esmagamento no PDL que forças destrutivas e laterais num PDL alinhado num plano vertical. Os modelos animais mostraram que, quando os molares são colocados em hiperfunção oclusal, o PDL na crista do osso interfucal é a primeira área a mostrar sinais histológicos de trauma por oclusão. **Glickman et al**[21] .

5. Fracturas radiculares envolvendo a furca: **Lommel**[22] referiu que a perda óssea alveolar rápida e localizada é frequentemente observada associada a fracturas radiculares verticais. Se estas fracturas radiculares envolverem o tronco de um molar multirradicular e se estenderem para uma furca, pode resultar num defeito de furca isolado que se forma rapidamente. O prognóstico para estas situações é mau e normalmente resulta na perda do dente.

6. Origem iatrogénica: Os co-factores predisponentes iatrogénicos, na formação de uma IF isolada, são causados pelos próprios terapeutas. **Lang et al**[23] referiram que *as restaurações pendentes* favorecem um tipo de placa dentária periodontopática, que pode iniciar a inflamação periodontal e a perda de inserção.

As perfurações endodônticas e por pino também podem ocorrer em áreas de furca. Desde que uma perfuração esteja confinada dentro da inserção periodontal e não exposta ao ambiente oral através de uma bolsa e o dente permaneça confortável e funcional, pode ser retido. Se, no entanto, ocorrer uma perda de inserção suficiente para explorar uma perfuração para a cavidade oral, ou se o dente se tornar cada vez mais móvel ou sintomático, o dente deve ser extraído.

Wang et al[24] indicaram que os molares com coroa ou restauração tinham uma percentagem significativamente mais elevada de FI, mas sem maior mobilidade, quando comparados com molares sem restauração. A perda média de inserção periodontal à sondagem foi maior para molares restaurados do que para molares não restaurados, mas apenas com significado marginal.

Houve uma maior diferença na perda média de inserção entre molares superiores restaurados e não restaurados do que para os molares inferiores. Os molares com coroas ou restaurações envolvendo as superfícies dentárias proximais tiveram uma maior prevalência de IF e maior perda de inserção do que os molares sem restaurações. Sugerem que a periodontite na furca está associada a vários factores, incluindo restaurações. Estudos longitudinais controlados que examinem factores como a oclusão, a inflamação, a localização da margem gengival da restauração e a relação de contacto podem determinar de que forma as restaurações contribuem para a degradação periodontal nos locais de furca.

CLASSIFICAÇÃO DO ENVOLVIMENTO DA FURCA

Foram criados vários sistemas para classificar a gravidade da IF, a maioria dos quais se baseia na extensão da profundidade de sondagem horizontal na furca.

I) Glickman[25] foi um dos primeiros a classificar as IF e dividiu-as em 4 graus, como se segue:

Grau I - O envolvimento da furca de grau I é a fase incipiente ou inicial do envolvimento da furca. A bolsa é supra-óssea e afecta principalmente os tecidos moles. Pode ter ocorrido uma perda óssea precoce com um aumento da profundidade de sondagem, mas normalmente não são encontradas alterações radiográficas.

Grau II - A furca de grau II pode afetar uma ou mais furcações do mesmo dente. A lesão de furca é essencialmente um beco sem saída com um componente horizontal definido. Se estiverem presentes vários defeitos, estes não comunicam entre si, uma vez que uma porção do osso alveolar permanece ligada ao dente. A extensão da sondagem horizontal da furca determina se o defeito é precoce ou avançado. A perda óssea vertical pode estar presente e representa uma complicação terapêutica. As radiografias podem ou não mostrar o envolvimento da furca. Isto é particularmente verdadeiro nos molares superiores devido à sobreposição radiográfica das raízes.

Grau III - Nas furcações de grau III, o osso não está ligado à cúpula da furca. No envolvimento precoce de grau III, a abertura pode estar preenchida com tecido mole e pode não ser visível. De facto, se não for possível passar uma sonda periodontal completamente através da furca devido à interferência com as cristas bifurcacionais ou com as dimensões de sondagem facial/lingual e se obtiver uma medida de sondagem cumulativa igual ou superior à dimensão vestibular/lingual do dente no orifício da furca, deve concluir-se que existe uma furca de grau III. As radiografias corretamente expostas e anguladas das furcações iniciais de classe III mostram o defeito como uma área radiolúcida na zona da virilha do dente.

Grau IV - Nas furcações de grau IV, o osso interdentário está destruído e os tecidos moles recuaram apicalmente, de modo que a abertura da furca é clinicamente visível. Existe, portanto, um túnel entre as raízes de um dente afetado. A sonda periodontal passa assim facilmente de um aspeto do dente para outro

II) Goldman & Cohen[26] incorporaram uma classificação descritiva referente:

Grau I - *Incipiente*

Grau II - *Cul-de-sac*

Grau III - *Completa*

III) Hamp et al[27] conceberam uma classificação em 3 graus baseada na profundidade horizontal para delinear mais especificamente a profundidade da IF de grau II de Glickman:

Grau I: Perda horizontal do suporte periodontal não superior a 1/3 da largura do dente.

Grau II: Perda horizontal do suporte periodontal superior a 1/3 da largura do dente, mas não abrangendo a largura total da área de furca.

Grau III: Destruição horizontal e total do tecido periodontal na zona da furca.

IV) Fedi[28] fundiu os sistemas de classificação de Glickman e Hamp num só, no qual é utilizada a classificação de Glickman dos graus I, II, III e IV, mas para o grau II FI, grau I e grau II são acrescentados para indicar a profundidade horizontal inferior ou superior a 3 mm.

O *componente vertical* do envolvimento da furca não foi abordado anteriormente, mas pode ter mais influência no prognóstico de um dente do que o componente horizontal. Um FI de grau II, grau I, com perda óssea vertical grave pode ter um prognóstico muito pior do que um FI de grau III com pouca perda óssea vertical.

Foram propostas várias classificações através da sondagem da perda vertical a partir do teto da furca, como a **classificação de Easley & Drennan**[29] , **Eskow e Kapin** classificaram a perda óssea vertical em terços de perda interradicular, enquanto **Tarnow & Fletcher**[30] a classificaram em mm da seguinte forma

Subclasse - A : Destruição vertical até um terço da altura interradicular total (1-3 mm).

Subclasse - B : Destruição vertical que atinge dois terços da altura interradicular total (4-6 mm).

Subclasse - C: Destruição óssea interradicular até ao terço apical ou para além dele (> 7 mm).

A furca seria assim subclassificada como IA IB IC, II A IIB IIC, IIIABC, IVABC. Estas subclassificações são uma ajuda para o prognóstico e o planeamento do tratamento. No entanto, são difíceis de medir com exatidão com uma sonda no exame inicial se o teto da furca for subgengival, e as medições têm de ser feitas a partir de radiografias de boa qualidade. Um dos factores determinantes mais críticos para estabelecer um prognóstico para um molar furcado é o grau de perda óssea que ocorreu na área interradicular na direção vertical. A principal razão para a falta de descrição e definição do componente vertical do envolvimento da furca é a inacessibilidade clínica e radiográfica da área.

Vertical Component	Grade I	Grade II	GradeIII
	Shallow	Shallow	Shallow
		Deep	Deep

A *componente vertical da perda óssea* nos molares inferiores pode ser descrita como crateras.

É difícil quantificar numericamente a componente vertical da perda óssea e correlacionar os limites numéricos com as modalidades de tratamento e o prognóstico.

Envolvimento da Furca Interna :

Um fator adicional de complicação para molares maxilares com envolvimento de furca de grau II ou com envolvimento de grau III que afecta uma raiz e duas furcações adjacentes na ocorrência comum de envolvimento de furca interna é a extensão da lesão periodontal de dentro da furca lateralmente para envolver as furcações adjacentes. A sequela final desta extensão interna lateral é a conversão de um envolvimento de grau II para um grau III, em que uma ou ambas as furcações adjacentes estão abertas.

(V) Staffileno[29] Classe I: Furcações com uma lesão dos tecidos moles que se estende até ao nível da fúrcula, mas com um grau menor de destruição óssea.

Classe II: Furca com uma lesão dos tecidos moles e um grau variável de destruição óssea, mas sem uma comunicação através da furca.

Classe II F: Furcações com destruição óssea apenas na face.

Classe II L: Furcações com destruição óssea apenas no aspeto lingual.

Classe II M: Furcações com destruição óssea apenas na face mesial.

Classe II D: Furcações com destruição óssea apenas na parte distal.

Classe III: Furcações com destruição óssea e comunicação transversal.

VI)   Easley e Drennan[30]

Classe I: Envolvimento incipiente, mas não há componente horizontal da furca.

Classe II Tipo 1: Perda de inserção horizontal na furca.

Classe II Tipo 2: Perda de inserção vertical na furca.

Classe III: Perda de inserção completa na furca.

Tipo 1: Perda de inserção horizontal na furca.

Tipo 2: Perda de inserção vertical na furca.

VII)   Rosenberg

Horizontal

Grau I: Sondagem não superior a 4 mm.

Grau II: Sondagem superior a 4 mm.

Grau III: Encontram-se duas ou três furcações classificadas como grau II.

Vertical

Raso: Ligeira extensão lateral de um defeito interradicular, a partir do centro da trifurcação numa direção horizontal.

Profundo: envolvimento da furca interna, mas sem penetrar na furca adjacente.

VIII)   Goldman e Cohen[31]

Grau I: Envolve a entrada da furca.

Grau II: O envolvimento estende-se para além do teto da furca.

Grau III: Envolvimento total.

IX)   Ricchetti, 1982

Classe I: 1 mm de invasão horizontal.

Classe Ia. 1-2 mm de invasão horizontal.

Classe II: 2-4 mm de invasão horizontal.

Classe IIa. 4-6 mm de invasão horizontal.

Classe III: >6 mm de invasão horizontal.

X) Tal e Lemmer[15] Pontuações do índice de envolvimento de furca (FII)

Furcal rating 1: A profundidade da furca é de 0 mm.

Furcal rating 2: A profundidade da furca é de 1-2 mm.

Furcal rating 3: A profundidade da furca é de 3 mm.

Furcal rating 4: A profundidade da furca é de 4 mm ou mais.

XI) Tarnow e Fletcher[40] Para cada classe de classificação horizontal

(I-III), foi acrescentada uma subclasse baseada na reabsorção óssea vertical:

Subclasse A: 0-3 mm.

Subclasse B: 4-6 mm.

Subclasse C: >7 mm.

XII) Rateitschak et al.[36]

Grau 0: sem envolvimento de furca.

Grau I: Nível de fixação da sonda - horizontal ≤3 mm .

Grau II: Nível de inserção à sondagem - horizontal >3 mm, mas o defeito não abrange toda a furca.

Grau III: furca de passagem.

XIII) Eskow e Kapin[39] O envolvimento da furca é classificado como subclasses A, B e C do grau I (envolvimento vertical): Subclasse A: Destruição vertical >1/3. Subclasse B: Destruição vertical de 2/3. Subclasse C: Destruição vertical para além do terço apical da altura interradicular.

XIV) Grant et al.[33]

Classe I: Envolvimento apenas da flauta.

Classe II: Envolvimento parcial sob o teto.

Classe III: Perda total ou parcial.

XV) Basaraba[32]

Classe I: Envolvimento inicial e incipiente da furca.

Classe II: Envolvimento parcial da furca patente.

Classe III: Envolvimento de furca patente que comunica com a 2ª ou 3ª abertura de furca; ou seja, envolvimento de furca comunicante.

XVI) Svadstrom[8]

DEGRAU 0: O local da furca não pode ser sondado.

DEGREE1: O tronco radicular coronal à entrada da furca pode ser sondado. DEGRAU2: A ponta da sonda passa horizontalmente na furca mas não chega ao centro da área da furca.

DEGRAU 3: A ponta da sonda atinge ou ultrapassa o centro da área de furca.

XVII) Carnevale et al.[37]

Grau I: Perda de fixação horizontal < 1Z3.

Grau II: Perda de fixação horizontal > 1Z3.

Grau III: Destruição horizontal total e total.

XVIII) Hou et al.[44] Classificação baseada no comprimento do tronco radicular e na perda óssea horizontal e vertical.

Tipos de tronco radicular:

Tipo A: Furca envolvendo o terço cervical do comprimento da raiz.

Tipo B: Furca envolvendo o terço cervical e os dois terços cervicais do comprimento da raiz.

Tipo C: Furca envolvendo dois terços cervicais do comprimento da raiz.

Classe I: perda horizontal de 3 mm.

Classe II: perda horizontal >3 mm.

Classe III: Perdas horizontais "por passagem".

Subclasse "a": Defeito supra-ósseo.

Subclasse "b": Defeito infra-ósseo.

XIX) Nevins e Cappetta[34]

Classe I: Perda de ligação incipiente ou precoce.

Classe II: Uma invasão mais profunda e perda de ligação que não se estende a uma invasão completa.

Classe III: Perda completa do periodonto que se estende da superfície vestibular à lingual. Diagnosticada radiográfica e clinicamente. Glossário de termos periodontais3

Classe I: Perda óssea mínima mas notável na furca.

Classe II: Grau variável de destruição óssea, mas não se estende completamente através da furca.

Classe III: A reabsorção óssea estende-se completamente através da furca.

XX) Walter et al.[38]

Grau 0: Furca não acessível com uma sonda periodontal.

Grau I: Perda horizontal do tecido periodontal de suporte até 3 mm.

Grau II: Perda horizontal de apoio superior a 3 mm, mas não superior a 6 mm.

Grau II-III: Perda horizontal de suporte superior a 6 mm, mas sem destruição detetável "através de".

Grau III: Destruição horizontal do tecido periodontal na furca.

XXI) Fugazzotto[45]

Classe I: A entrada na furca é feita em menos de metade da dimensão horizontal do dente.

Classe II: A entrada na furca é superior a metade da dimensão horizontal do dente.

Classe III: A entrada na furca prossegue ao longo de toda a dimensão horizontal do dente, ligando as entradas das furcas vestibular e lingual. Subclasse a: Perda do aparelho de inserção ao longo de menos de 25% da componente vertical da furca do dente. Subclasse b: Perda do aparelho de inserção ao longo de mais de 25% mas menos de 50% da componente vertical da furca do dente. Subclasse c: Perda do aparelho de inserção ao longo de mais de 50% da componente vertical da furca do dente.

XXII)   Tonetti et al.

Subclasse A: Perda de inserção/perda óssea que se estende até ao terço coronal da raiz.

Subclasse B: Perda de inserção/perda óssea que se estende até ao terço médio da raiz

Subclasse C: Perda de inserção/perda óssea que se estende até ao terço apical da raiz.

XXIII) Pilloni A et al

NEI: A lesão de furca não está clinicamente exposta. A perda de fixação horizontal é de 2 mm ou menos.

NEII: A lesão de furca não está clinicamente exposta. A perda de fixação horizontal é de 3 mm ou mais.

NEIII: A lesão da furca não está clinicamente exposta. A perda de fixação horizontal é total, com abertura total da furca.

EI: A lesão de furca está clinicamente exposta. A perda de inserção horizontal é de 2 mm ou menos.

EII: A lesão de furca está clinicamente exposta. A perda de fixação horizontal é de 3 mm ou mais.

EIII: A lesão de furca está clinicamente exposta.

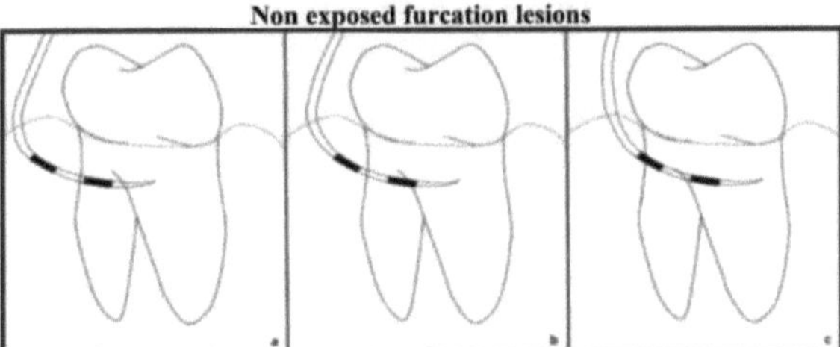

Figura 1: Lesão de furca não exposta (NE): (a) Classe I: Lesão incipiente. Perda de inserção horizontal igual ou inferior a 2 mm; (b) Classe II: Perda de inserção horizontal igual ou superior a 3 mm; (c) Classe III: Perda de inserção horizontal total (através e através)

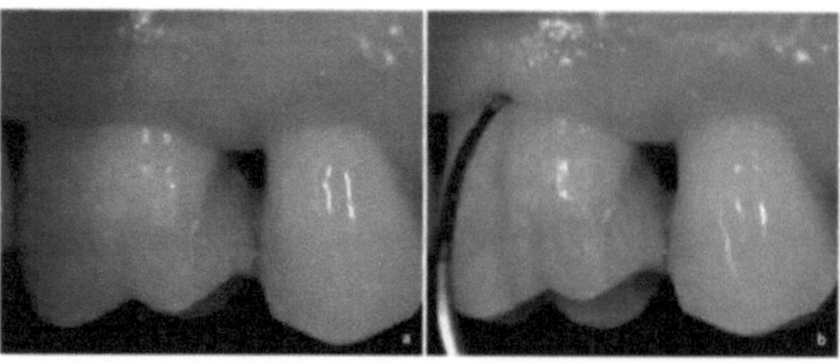

Figura 2: lesão de furca não exposta - Classe I (NEI): (a) Primeiro molar superior; (b) Lesão da furca bucal. Perda de fixação horizontal de 2 mm

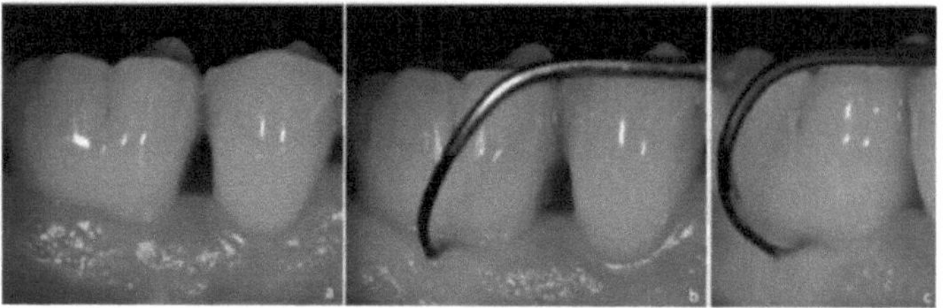

Figura 3: Lesão de furca não exposta - Classe II (NEII): (a) Segundo molar mandibular; (b) Lesão da furca bucal. Perda de inserção horizontal de 4 mm

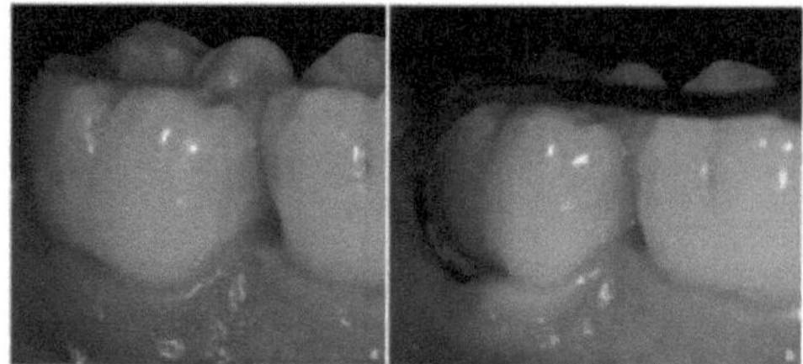

Figura 4: Lesão de furca não exposta - Classe II (NEII): (a) Segundo molar mandibular; (b) Lesão de furca vestibular. Perda de inserção horizontal de 4 mm

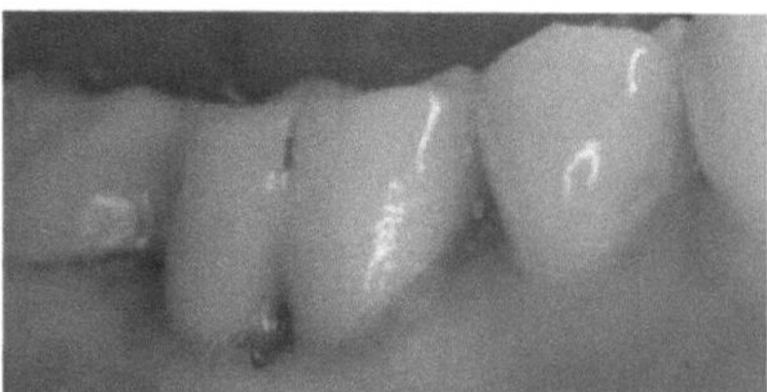

Figura 5.Lesão de furca não exposta Classe III (NEIII): Primeiro molar mandibular.Perda total de inserção horizontal (através e através)

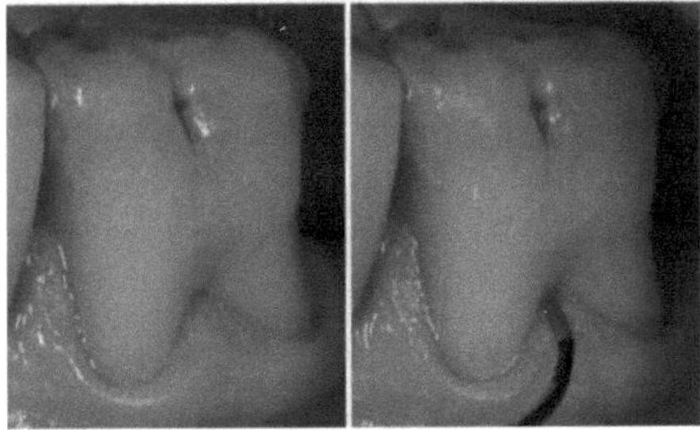

Figura 6: Lesão de furca exposta (E): (a) Classe I: Lesão incipiente. Perda de inserção horizontal igual ou inferior a 2 mm; (b) Classe II: Perda de inserção horizontal igual ou superior a 3 mm; (c) Classe III: Perda total de inserção horizontal (por completo).

Figura 7: Lesão de furca exposta - Classe I (EI): (a) Primeiro molar mandibular; (b) Lesão de furca vestibular com perda de inserção horizontal de 1 mm

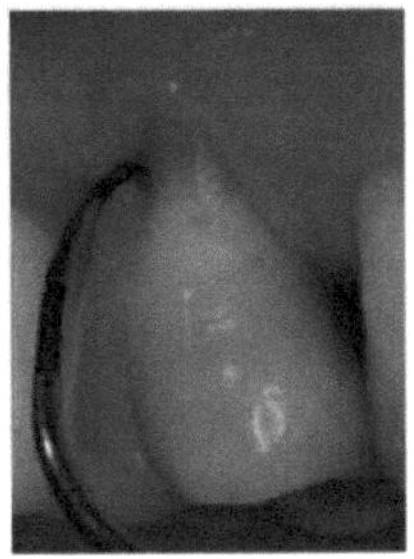

Figura 8: Classe II (EII): Primeiro molar superior. Lesão de furca vestibular com inserção horizontal

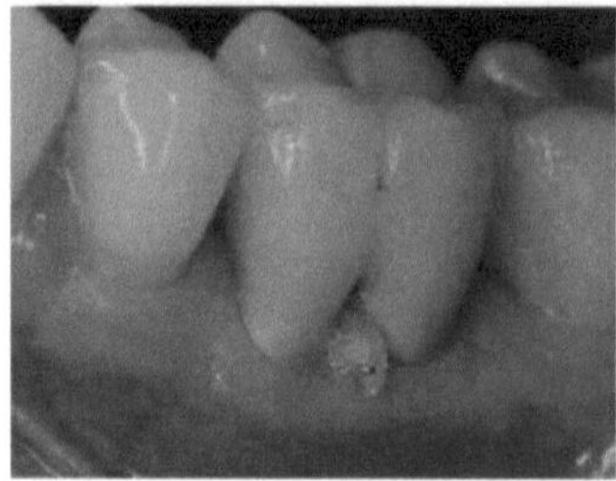

Figura 9: Furca exposta lesion-Class III (EIII): Primeiro molar inferior

Trata-se de um índice específico do local que forneceria informações qualitativas e quantitativas sobre a furca e é mais objetivo na sua escolha de critérios clínicos e metodologia. Os critérios são claros, fáceis, rapidamente aprendidos e reprodutíveis. É suficientemente simples para a apresentação clínica específica dos defeitos de furca e tem em consideração as componentes horizontal e vertical da furca, bem como a sua exposição. Este sistema simples e conveniente ajudará os profissionais clínicos a registar a invasão da furca e ajudará a visualizar o quadro clínico do dente envolvido.

Componente horizontal da furca.

Pontuação 0: sem componente horizontal.

Pontuação 1: Envolvimento da furca

XXIV Kolte, A.P. et al., em 2018, classificaram-no da seguinte forma

Grau I: Este tipo de envolvimento da furca é uma lesão incipiente que se desenvolve através de uma destruição periodontal ligeira a moderada e uniforme que se estende até à flauta da furca e se manifesta com o aumento da profundidade de sondagem (Figura 10) Grau Ia: Inclui todas as caraterísticas da IF de Grau I, com a posição normal da margem gengival, que é ligeiramente coronal em relação à JCE. Grau Ib: Inclui todas as caraterísticas da IF de Grau I, com a posição da margem gengival, 0-3 mm apical à JCE. Grau Ic: Inclui todas as caraterísticas da IF de Grau I, com a posição da margem gengival que é mais de 3 mm apical à JCE e pode levar a problemas mucogengivais.

Grau II: Este tipo de IF é uma lesão confinada que se desenvolve por destruição periodontal moderada de quantidade variável que se estende para a área inter-radicular, com um teto arqueado criado pela furca e delimitado por raízes e osso. (Figura 11) Grau II tipo 1a-Compreende todas as caraterísticas da IF de Grau II tipo 1 com a posição normal da margem gengival, que é ligeiramente coronal em relação à JCE. Grau II tipo 1b - Inclui todas as caraterísticas da IF Tipo 1 de Grau II com a posição da margem gengival que é 0-3 mm apical à JCE. Grau II tipo1c - Inclui todas as caraterísticas da IF Tipo 1 de Grau II com a posição da margem gengival que é mais de 3 mm apical à JCE e pode levar a problemas mucogengivais. Grau II tipo 2a - Inclui todas as caraterísticas do Grau

II Tipo 2 FI com a posição normal da margem gengival, que é ligeiramente coronal à JCE. Grau II tipo 2b - Inclui todas as caraterísticas da IF de Grau II tipo 2 com a posição da margem gengival que é 0-3 mm apical ao CEJ. Grau II tipo2c - Inclui todas as caraterísticas da IF de Grau II tipo 2 com a posição da margem gengival que é mais de 3 mm apical à JCE e pode levar a problemas mucogengivais.

Grau III: Este tipo de IF é uma lesão completa que se desenvolve por destruição periodontal moderada a severa na área de furca, permitindo a passagem de uma sonda vestibularmente nos molares mandibulares e vestibularmente e bucodistalmente nos molares superiores. (Figura12) Grau III tipo1a-Compreende todas as caraterísticas do Grau

III Tipo 1 FI com a posição normal da margem gengival, que é ligeiramente coronal à JCE. Grau III tipo 1b - Inclui todas as caraterísticas da IF de Grau III tipo 1 com a posição da margem gengival que é 0-3 mm apical ao CEJ. Grau III tipo1c - Inclui todas as caraterísticas da IF Tipo 1 de Grau III com a posição da margem gengival que é mais de 3 mm apical à JCE e pode levar a problemas mucogengivais. Grau III tipo 2a - Inclui todas as caraterísticas da IF de Grau III tipo 2 com a posição normal da margem gengival, que é ligeiramente coronal em relação à JCE. Grau III tipo 2b - Inclui todas as caraterísticas da IF Tipo 2 de Grau III com a posição da margem gengival que é 0-3 mm apical à JCE. Grau III tipo 2c - Inclui todas as caraterísticas da IF de Grau III tipo 2 com a posição da margem gengival que é mais de 3 mm apical à JCE e pode levar a problemas mucogengivais.

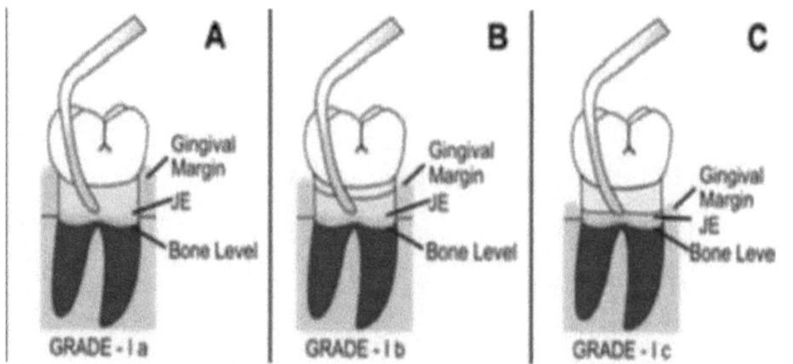

Figura 10. Envolvimento da furca de grau I: A) Grau Ia; B) Grau Ib; C) Grau Ic

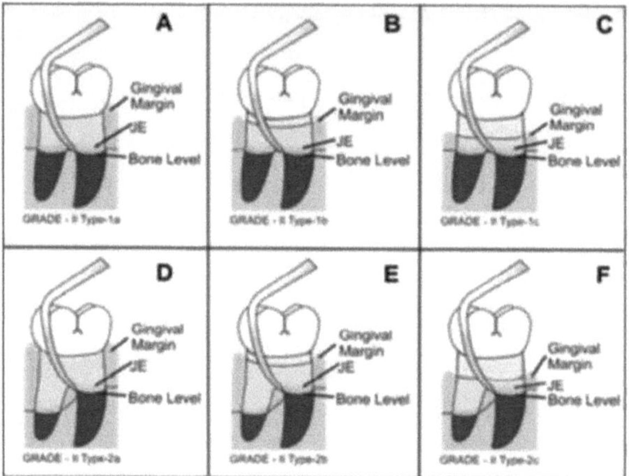

Figura 11: Envolvimento da furca de Grau II: (A) Grau II Tipo 1a; (B) Grau II Tipo 1b; (C) Grau II Tipo 1c; (D) Grau II Tipo 2a; (E) Grau II Tipo 2b; (F) Grau II Tipo 2c

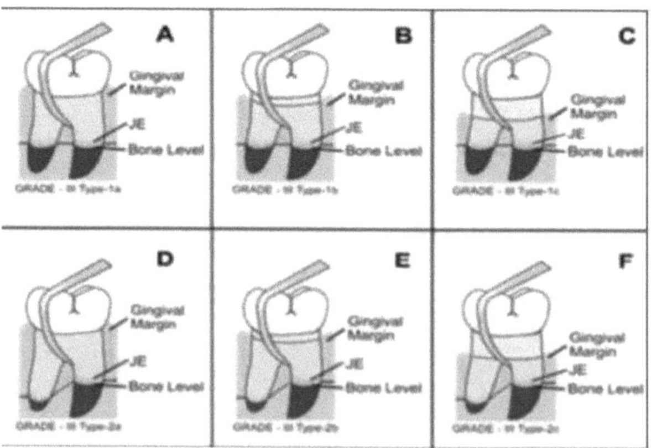

Figura 12: Envolvimento da furca de Grau III: (A) Grau III Tipo 1a; (B) Grau III Tipo 1b; (C) Grau III Tipo 1c; (D) Grau III Tipo 2a; (E) Grau III Tipo 2b; (F) Grau III Tipo 2c

DIAGNÓSTICO

A presença de dentes envolvidos em furca num paciente periodontal irá influenciar o plano de tratamento. A seleção dos procedimentos a utilizar no tratamento da doença periodontal em dentes multirradiculares pode ser feita primeiro quando a presença e a profundidade das lesões de furca tiverem sido avaliadas. Neste exame, são utilizadas as medidas tradicionais da doença periodontal, mas é dada especial atenção aos resultados da sondagem clínica e à análise das radiografias das regiões pré-molar e molar.

I) *Sinais e sintomas clínicos:* Após a deteção e classificação do envolvimento da furca, o clínico deve fazer um diagnóstico da etiologia e desenvolver um plano de terapia. A primeira decisão que o clínico deve tomar em relação a um dente que apresenta envolvimento de furca é a sua importância global para o estado dentário do paciente. Durante a fase de avaliação, planeamento e tratamento, podem ser encontrados vários pontos de decisão que requerem um compromisso filosófico e financeiro por parte do paciente.

É importante que o médico e o doente concordem com a importância relativa do dente no plano geral de saúde dentária para que não haja mal-entendidos.

A próxima questão que deve ser considerada é se a destruição periodontal na furca tem ou não um componente endodôntico. Deve ser efectuado um teste de vitalidade cuidadoso para determinar se alguma parte do tecido pulpar do dente sofreu degradação. Se a patologia pulpar estiver presente e a manutenção do dente for considerada importante, deve ser iniciada uma terapia endodôntica para remover o tecido pulpar necrótico como componente etiológico. Um período de cicatrização de vários meses após a conclusão da terapia de canal radicular deve preceder a terapia periodontal definitiva para permitir a cicatrização dos tecidos afectados pela lesão endodôntica.

Em conjunto com a avaliação pulpar, deve ser realizada uma investigação cuidadosa de uma possível fratura. A presença de uma fratura, dependendo da sua localização e extensão, pode modificar drasticamente as abordagens terapêuticas. Em alguns casos, a presença ou extensão de uma fratura pode não ser visível clinicamente. O diagnóstico pode não estar concluído até que seja efectuado um acesso cirúrgico à região.

O doente deve ser informado de todas as opções, riscos e benefícios, não só do tratamento mas também dos procedimentos de diagnóstico.

A bifurcação na trifurcação pode ser visível ou obscurecida pela parede inflamada de uma bolsa periodontal. A vermelhidão e o inchaço dos tecidos, o aumento da temperatura, a dor e a perda de função, ou seja, os sinais cardinais da inflamação, podem ser encontrados com expressão variável também na periodontite.

Eickholz[31] revelou que a concordância das estimativas da classe de furca utilizando uma sonda Nabers é excelente para as furcações vestibulares, linguais e mesiolingues, enquanto que apenas foi verificada uma concordância moderada para os locais distolingues.

A concordância da pontuação da classe de furca usando uma sonda TPS foi observada como excelente para furcações vestibulares e linguais e moderada para locais mesiolingual e distolingual. No entanto, a concordância das avaliações da classe de furca utilizando uma sonda UNC 15 foi apenas moderada para os locais de furca vestibulares, linguais, mesiolingues e distolingues.

Os autores concluíram que o diagnóstico clínico do envolvimento da furca utilizando uma sonda de Nabers com código de cores e marcação incremental de 3 mm fornece informações reprodutíveis e válidas sobre a extensão das lesões de furca em dentes multirradiculares. Assim, considerando esta validade das medições. A sonda de Naber deve ser preferida à sonda TPS, bem como às sondas rígidas rectas (por exemplo, PCPUNC 15) para aplicações clínicas e científicas.

Zappa et al[32] estudo para avaliar as associações entre a profundidade clínica das furcações envolvidas e a profundidade do seu defeito ósseo. 12 pacientes com periodontite moderada a avançada em molares foram recrutados para avaliação clínica do envolvimento das furca por 6 dentistas. 2 grupos de 3 dentistas foram designados para a metade direita ou esquerda da dentição. Todos os dentistas asseguraram a profundidade clínica de envolvimento das furcações utilizando o índice de Ramfjord (2 mm) nos pacientes 1 a 6 e utilizando o índice de Hamp (3 mm) nos pacientes 7 a 12. Os diagnósticos foram feitos com sonda Nabers 2 calibrada e não calibrada. Após as avaliações clínicas, os pacientes foram submetidos a uma destartarização e alisamento radicular durante todo o mês. Após a reavaliação, os molares foram expostos cirurgicamente. Durante a cirurgia, a profundidade dos defeitos da furca óssea foi avaliada utilizando sondagem horizontal e impressões. A profundidade de FI avaliada clinicamente foi então comparada com as medições cirúrgicas. Estavam disponíveis

1.180 diagnósticos clínicos de furca, dos quais 426 puderam ser avaliados cirurgicamente utilizando tanto a sonda reta como impressões. Estas avaliações foram efectuadas num total de 72 furcações utilizando a sonda e as impressões. Relativamente ao índice de Ramfjord, 5% das leituras clínicas do grau 1, 40% do grau 2 e 43% do grau 3 foram sobrestimadas. Estes diagnósticos clínicos foram sobreavaliados. 43% dos envolvimentos cirúrgicos de grau 3 não foram reconhecidos quando se utilizou o índice de Ramfjord e 27% quando se utilizou o índice de Hamp.

Os resultados sugerem que o diagnóstico de furca tem uma validade limitada.

II) Sondagem: A posição e a morfologia da região da furca complica a capacidade do clínico de identificar a localização e a extensão de muitos defeitos. As radiografias, embora úteis para avaliar a morfologia da raiz e a posição apico-coronal da furca, não permitem ao clínico determinar a perda de inserção na furca.

A utilização de uma sonda periodontal convencional pode avaliar a profundidade de sondagem e a perda de inserção vertical, mas não permite a negociação ou a avaliação do aspeto tridimensional da região da furca.

É óbvio que uma sonda periodontal reta não seria capaz de alcançar toda a extensão de uma IF de grau II ou III porque a bolsa vertical inicial segue horizontalmente para a furca.

A sondagem da ***perda de fixação vertical*** nas raízes adjacentes à FI também é importante. É prática comum sondar as profundidades verticais com uma sonda reta diretamente sobre as aberturas das furcações. Mas isso não mede a perda de inserção nas raízes adjacentes. A perda de inserção vertical nas raízes adjacentes deve ser sondada no ângulo da linha de furca em cada raiz, angulando ligeiramente a sonda, para colocar a ponta da sonda ligeiramente dentro da furca[19] .

Sondagem: Instrumentos utilizados - Sonda de Naber

A sonda de Naber é utilizada para detetar e medir o envolvimento da furca. Tem marcações de 3 mm, 6 mm, 9 mm, 12 mm com uma faixa preta a 6 mm e 12 mm. Achados radiográficos: Tanto as radiografias periapicais intra-orais como as radiografias bitewing são utilizadas para detetar a lesão de furca.

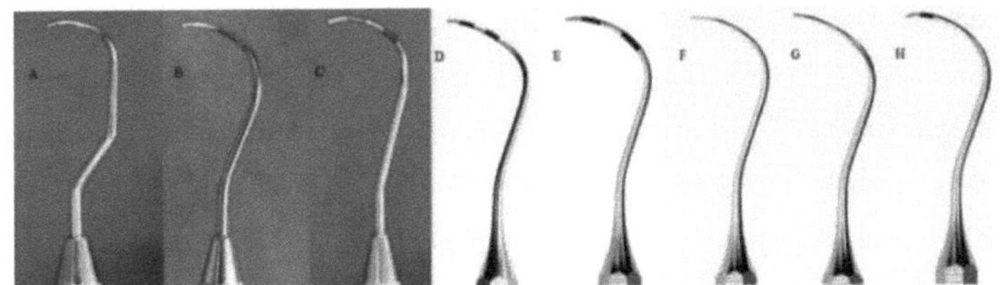

Figura 13. Tipos de sondas de furca: A) Nabers 1N, com superfície lisa não calibrada, e curvas/ângulos mais nítidos e definidos, utilizadas para medir furcações mesiais e distais
em molares superiores; B) Sonda Nabers 2N, com superfície lisa não calibrada, tem uma curva mais rasa na extremidade de trabalho e acede a todas as furcações vestibulares e linguais; C) Sonda Nabers Q2N, variante com código de cores da 2N, com código de cores a 3, 6, 9 e 12 mm; D) Sonda ZA2, com um diâmetro de 0.5 mm e graduações a 2, 4, 6 e 8 mm; E) Sonda ZA3, com um diâmetro de 0,5 mm e graduações a 3, 6, 9 e 12 mm; F) A sonda HO2 não é graduada e tem um diâmetro de 0,4 mm; G) A sonda NS2 não é graduada e tem um diâmetro de 0,5 mm; H) A sonda NP2C tem um diâmetro de 0,5 mm e graduações a 3-5 mm

Influência dos métodos de diagnóstico

Os defeitos de furca podem ser detectados e medidos através de várias técnicas clínicas e radiográficas, como se indica a seguir: Métodos clínicos de medição de furca Sondagem de furca Tradicionalmente, os defeitos de furca têm sido medidos com a ajuda de sondas como a sonda periodontal reta (uma variante da qual é a sonda TPS), sondas automatizadas, como a sonda Florida com fixação de disco, e com algumas outras sondas especialmente concebidas para furca, chamadas sondas de furca, como as sondas Nabers, ZA2, ZA3, HO2, NS2, NP2C e ACE (Figura 1). Utilizando estas sondas, foram propostos vários sistemas de classificação que ajudam a chegar a um diagnóstico bastante exato (Tabela 2). No entanto, não existe um sistema de classificação que seja aceite e seguido universalmente.

Para medir a profundidade do envolvimento da furca, uma sonda reta, como a sonda UNC-15 com marcações de 1 mm, é inserida na bolsa periodontal ao longo da superfície da raiz para localizar a canelura inicial da furca. Uma vez localizada, regista-se a distância entre a margem gengival e a abertura da furca. A sonda é então avançada apicalmente até sentir resistência e a distância da margem gengival à profundidade vertical de sondagem é registada. A VPD da furca é registada, até ao milímetro mais próximo, como a diferença entre os dois valores. Da mesma forma, a HPD do defeito da furca pode ser determinada medindo a extensão horizontal da penetração da sonda na furca (Mealey et al., 1994). Para detetar o envolvimento da furca com uma sonda de furca, a ponta da sonda é movida em direção à localização presumida da furca e depois curvada para a área da furca. Para as superfícies mesiais dos molares superiores, isto é melhor feito a partir de uma direção palatina, uma vez que a furca mesial está localizada palatina ao ponto médio da superfície mesial. A furca distal dos molares superiores está localizada mais para a linha média, e pode ser detectada a partir de uma abordagem vestibular ou palatina (Lindhe et al., 2008). O uso de sondas é semelhante às dificuldades encontradas quando o clínico mede a

bolsa periodontal, onde a penetração da sonda e a posição da ponta da sonda são afectadas pela força, diâmetro da ponta, angulação e variabilidade da qualidade dos tecidos, especialmente durante a sondagem de um defeito de furca com inflamação (Freed et al., 1983; Durwin et al., 1985; Anderson et al., 1991). Além disso, pode ocorrer um erro de leitura devido à interferência do cálculo na superfície do dente/raiz, à presença de uma restauração saliente ou aos contornos da coroa (Ramachandra et al., 2009). Estes factores limitantes afectam, por sua vez, a fiabilidade e a reprodutibilidade das medições. O tipo de sonda utilizada é outro fator que afecta o registo de valores exactos, como demonstrado num estudo que comparou as sondas Nabers com a sonda TPS, cujos resultados mostraram que a sonda TPS subestimou significativamente os graus de furca (Kim et al., 1996)

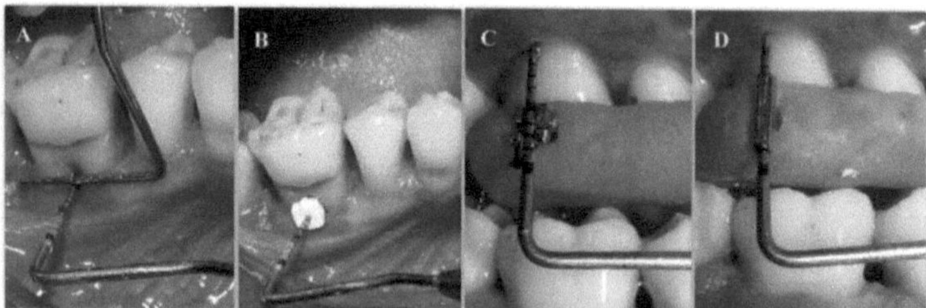

Figura 14. Técnicas clínicas de medição de furca: A) Medição da furca utilizando a intersecção de duas sondas periodontais; B) Batente de borracha colocado numa sonda periodontal actuando como ponto de referência para a profundidade de penetração; C) Stent com um bracket ortodôntico actuando como ponto de referência tanto para a

penetração da sonda como para a medição da profundidade do envolvimento da furca; D) Stent com um tubo molar ortodôntico actuando como ponto de referência tanto para a penetração da sonda como para a medição da profundidade do envolvimento da furca.

Vários pontos de referência têm sido rotineiramente utilizados para medir o HPD do defeito de furca utilizando sondas rectas. Uma dessas abordagens utiliza duas sondas (Figura 2A), em que a primeira sonda periodontal é inserida na furca até ser atingida a sua profundidade horizontal, seguida da colocação de uma segunda sonda encostada à furca, de modo a que o ponto de intersecção das duas sondas indique a profundidade da componente horizontal do defeito (Reddy e Jeffcoat, 2000). A desvantagem desta técnica é que manter a sonda de referência exatamente no mesmo ponto e o ponto de intersecção da sonda não é facilmente reproduzível, especialmente nas regiões posteriores da boca (Laxman et al., 2009; Black et al., 1994). Da mesma forma, os batentes de cloreto de polivinilo (PVC) podem fornecer valores de profundidade de defeito bastante precisos quando posicionados na sonda e inseridos na furca de forma a que o batente repouse na concavidade da superfície radicular à entrada da furca (Figura 2B). No entanto, com este método, a posição coronal da gengiva, em alguns casos, pode obstruir o controlo visual (Zappa et al., 1993). Além disso, a canelura inicial da entrada da furca pode ser usada como um ponto de referência fixo a partir do qual as medições de VPD e HPD podem ser feitas (Mealey et al, 1994): embora isso possa ser feito para padronizar o ponto de referência, a presença do tecido mole cobrindo a canelura da furca interfere na visualização e é um método subjetivo, limitando seu uso (Zappa et al., 1993; Mealey et al., 1994). Além disso, um plano imaginário pode ser desenhado tangenciando a superfície externa da raiz como uma referência a partir da qual as medidas podem ser tomadas (Pontoriero e Lindhe, 1995). Esta técnica também tem uma menor fiabilidade quando utilizada para medições de furcações distolinguais, devido à impossibilidade de visão direta e às dificuldades de sondagem desta localização remota (Pontoriero e Lindhe, 1995; Cortellini et al., 1993; Eickholz e Staehle, 1994). Em alternativa, podem ser utilizados stents personalizados como guias de referência fixos para medir a profundidade de penetração da sonda, o que foi considerado um método mais promissor (Laxman et al., 2009; Suh et al., 2002).

Suh et al. (2002) fabricaram stents que tinham ranhuras verticais feitas nas extensões vestibular e lingual do stent, o que orientou a colocação exacta da sonda. Da mesma forma, Laxman et al. (2009) conceberam um stent com um orifício correspondente à entrada da furca na placa vestibular do stent, que se estendia até à gengiva anexa; a superfície exterior do orifício serviu de ponto de referência para as medições. Para medições verticais, podem ser fixados nos stents acrílicos braquetes ortodônticos e tubos molares, de modo a que as margens superior ou inferior sirvam de pontos de referência para os registos. Além disso, esses stents permitiriam ranhuras consistentemente precisas e reprodutíveis para a colocação das sondas, como mostrado na Figura 2C e 2D. Estes estudos confirmam que os vários métodos clínicos de avaliação de furca por sondagem fornecem apenas uma pista arbitrária para a gravidade do envolvimento da furca (Darby et al., 2014), que as hipóteses de interpretar mal os valores permanecem elevadas devido às limitações inerentes às sondas, e que as sondas especializadas em furca provaram ser melhores do que as sondas rectas. No que diz respeito ao sistema de referência, as sondas personalizadas demonstraram ser bastante precisas e fiáveis na monitorização das alterações em tempo real no HPD da furca. Sondagem do osso da furca Este método é uma técnica de sondagem transgengival que é utilizada, sob anestesia, para traçar o contorno morfológico do defeito da furca (Laxman et al., 2009; Black et al., 1994). Vários estudos demonstraram que as medidas de sondagem do osso da furca são muito próximas das medidas do osso aberto. A diferença média entre as medições de sondagem do osso da furca e as medições cirúrgicas é de 0,4 a 0,5 mm (Mealey et al., 1994). Adicionalmente, noutro estudo, Suh et al. (2002) relataram que os níveis ósseos abertos verticais e horizontais são 0,9 a 1,1 mm mais profundos do que os níveis ósseos de sondagem. Como a sondagem do osso da furca fornece medições consistentes que são equivalentes às medições do osso aberto e, além disso, evita um procedimento de reentrada, pode ser considerada como um bom substituto para as medições do osso aberto. Medições cirúrgicas Foram propostos vários métodos para medições diretas após a exposição cirúrgica do defeito da furca, o que proporciona os valores mais exactos. Medições do osso aberto com sondas Após a reflexão dos retalhos facial e lingual e o desbridamento da área do defeito, podem ser efectuadas medições do nível de inserção vertical (VAL), com uma sonda UNC-15, com a precisão de um milímetro, desde a canelura da furca até à base do defeito. Do mesmo modo, o nível de fixação horizontal (HAL) pode ser medido com uma sonda de furca a partir da canelura de furca até à extensão horizontal do defeito.

Uma vez que as medições do defeito são efectuadas diretamente, este método é considerado o padrão de ouro em relação ao qual os outros métodos são comparados (Mealey et al., 1994). A comparação das medições clínicas utilizando a sonda de Nabers, a sonda TPS e a sonda UNC-15 com as medições intra-cirúrgicas mostrou que, para todas as sondas, foi observado um erro de medição estatisticamente significativamente menor nos locais vestibulares e linguais do que nas furcações mesiais e distais, e não foram observadas diferenças significativas entre a HAL pré e intra-cirúrgica utilizando a sonda de Nabers (Eickholz e Kim, 1998). Da mesma forma, outros estudos não relataram qualquer diferença significativa entre os graus de furca avaliados pré e intra-cirurgicamente com a sonda de Nabers e concluíram que o diagnóstico clínico de furca fornece informações fiáveis e válidas para o prognóstico e a terapia de molares com envolvimento de furca (Eickholz, 1995; Eickholz e Staehle, 1994). No entanto, também foram comunicados resultados controversos noutros estudos, em que os valores de sondagem clínicos variaram significativamente em relação às medições cirúrgicas da furca (Zappa et al., 1993; Graetz et al., 2014). Método de moldagem As medições da furca também podem ser obtidas através de uma moldagem da área da furca, tal como referido por Zappa et al. (1993). Neste método, o material de moldagem à base de borracha é injetado no defeito da furca com uma seringa, após a reflexão de retalhos vestibulares e linguais de espessura total para expor a área da furca. A impressão é então utilizada para calcular as dimensões em termos de volume do defeito de furca utilizando um estereomicroscópio Leitz. Este equipamento permite a visualização tridimensional da amostra e sobrepõe-se à macrofotografia para registo e exame de amostras sólidas com topografia de superfície complexa. Zappa et al. (1993) relataram um erro absoluto médio para as medições de sondagem cirúrgica de 0,07 mm, e para o método de impressão de 0,02 mm. No entanto, não existem estudos subsequentes para validar este facto. Além disso, este método é tecnicamente exigente, uma vez que requer a injeção precisa do material de moldagem em furcações estreitas e a limitação do fluxo do material à área da furca. Além disso, a distorção causada durante a extração da impressão definida pode ser um desafio. A isto acresce o cálculo do volume do material de moldagem, para o qual os autores sugerem a utilização de um estereomicroscópio, cuja utilização requer formação prévia e conhecimentos técnicos sólidos, o que limita ainda mais a viabilidade da sua aplicação prática.

Algoritmo matemático O cálculo do volume de um defeito de furca também pode ser efectuado através de um algoritmo matemático que segue a reflexão dos retalhos faciais e linguais e as medições lineares diretas da morfologia do defeito, tal como indicado por Bowers et al. (2003). O algoritmo utilizado foi:

$$\frac{(ROF\text{-}BOD)^2\,(RDCB)\,(HBOD\text{-}F)}{2(ROF\text{-}COB)}$$

ROF-BOD denota o teto da furca até à base do defeito, RDCB denota a divergência da raiz na crista do osso, HBOD-F denota a extensão horizontal (base) do defeito ao nível da crista do osso, ROF-COB denota o teto da furca até à crista do osso na entrada da furca. Embora este método pareça prometedor, não existem mais estudos para o validar. Com base nas evidências da literatura, pode concluir-se que o método clínico de sondagem óssea e a sondagem clínica com sondas de furca, como a sonda de Nabers, podem ser abordagens simples, práticas e fiáveis para avaliar as dimensões HAL e VAL do envolvimento da furca, sem a necessidade de exposição cirúrgica do defeito da furca. Ao comparar a sondagem de furca clínica e intra-cirúrgica, foi demonstrado que as medições clínicas subestimam os valores em comparação com as medições intra-cirúrgicas, porque a sondagem clínica avalia apenas a fixação horizontal dos tecidos, enquanto a sondagem intra-cirúrgica avalia até ao nível ósseo, que pode ser simulado com a sondagem óssea da furca.

III) Radiografias: As radiografias devem ser sempre obtidas para confirmar os achados efectuados durante a sondagem de um dente com furca. O exame radiográfico deve incluir radiografias paralelas *"periapicais"* e verticais *"bitewing"*. Nas radiografias, deve ser examinada a localização do osso interdentário, bem como o nível ósseo dentro do complexo radicular.

Podem ocorrer situações em que os resultados da sondagem clínica e das radiografias são inconsistentes[3] . A gravidade real de uma lesão de furca avançada, avaliada por medição intra-cirúrgica, pode ser subestimada por radiografias periapicais ou bitewings verticais, enquanto que a de uma lesão inicial pode ser sobrestimada por radiografias panorâmicas. Especialmente no caso dos molares superiores, a perda de inserção localizada, mas extensa, detectada no complexo radicular do molar superior através da sondagem, nem sempre aparece na radiografia. Este facto pode dever-se à sobreposição na radiografia da raiz palatina e das estruturas ósseas remanescentes. O reconhecimento de uma radiolucência grande e claramente definida na área da furca não apresenta problemas, mas as alterações radiográficas menos claramente definidas produzidas pelo envolvimento da furca são frequentemente ignoradas.

Hardekopf et al[33] afirmaram que a identificação de uma sombra radiográfica triangular (seta de furca) em radiografias de molares superiores poderia ser um indicador útil para a presença de um envolvimento de furca de classe 2 ou 3. Embora a associação da imagem da seta de furca com o envolvimento de furca classe 2 ou 3 tenha sido significativa mesialmente e vestibularmente quando comparada com furcações não envolvidas, a ausência da imagem da seta de furca não significa necessariamente ausência de envolvimento de furca óssea.

Tradicionalmente, as avaliações radiográficas em conjunto com a sondagem clínica têm sido os principais métodos de diagnóstico para detetar e caraterizar o envolvimento da furca. Se as radiografias forem tiradas corretamente e processadas, podem ser utilizadas como uma ferramenta suplementar valiosa no diagnóstico da doença periodontal para revelar as caraterísticas morfológicas do osso alveolar (Gusmão et al., 2014). As radiografias convencionais são a radiografia intra-oral peri-apical (IOPA) e os ortopantomogramas (OPG). A radiografia convencional é uma interpretação bidimensional de um objeto tridimensional e é um pilar no diagnóstico periodontal devido à sua aquisição de imagens fácil de utilizar, à sua relação custo-eficácia e à sua acessibilidade imediata. A Figura 3A mostra uma OPG que mostra o envolvimento da furca. Foi relatado que o envolvimento da furca é detectado mais frequentemente por radiografias periapicais convencionais em comparação com medições clínicas. A incidência de deteção por IOPA foi de 22% em molares superiores e 8% em molares inferiores, enquanto que para o exame clínico foi de 3% e 9% em molares superiores e inferiores, respetivamente (Ross e Thompson, 1980). Além disso, o envolvimento da furca pode ser corretamente identificado com uma precisão de 40,4% com radiografias panorâmicas, 43,7% em radiografias dentárias intra-orais e 54% apenas com a sondagem clínica (Topoll et al., 1988). O uso de radiografias para diagnosticar o envolvimento da furca do molar superior proximal sempre foi uma questão de debate. Hardekopf et al. (1987) propuseram o termo "seta de furca" para uma "sombra subtil" nas radiografias dos primeiros molares superiores sobre a raiz mesial. A sensibilidade da imagem da seta de furca como marcador de diagnóstico demonstrou ser de apenas 38,7% (Topoll et al., 1988). Pode ser extrapolado que as radiografias são mais fiáveis na avaliação do envolvimento da furca nos molares superiores do que o exame clínico, o que é o oposto em comparação com a mandíbula. Para além disso, pode inferir-se que a precisão das radiografias convencionais melhora à medida que a gravidade do envolvimento da furca aumenta (Gusmão et al., 2014). Assim, as deficiências das radiografias tradicionais incluem a incapacidade de detetar alterações iniciais do osso alveolar, levando à variabilidade na perceção do envolvimento da furca, distorções e variabilidade na qualidade da imagem devido a erros de processamento e sobreposição de estruturas devido à sua natureza bidimensional, limitando ainda mais a fiabilidade do diagnóstico (Jeffcoat, 1992; Furhmann et al., 1997; Young et al., 1996).

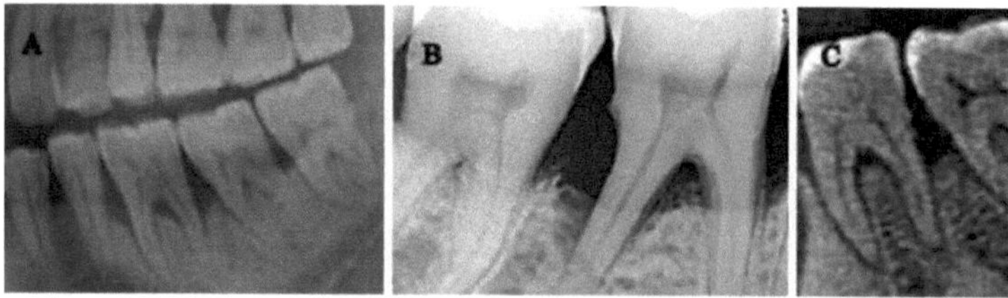

Figura 15. Técnicas radiográficas de medição de furca: A) Uma secção de um ortopantomograma (OPG) mostrando o envolvimento de furca em relação a um molar mandibular; B) Uma radiovisiografia (RVG) mostrando o envolvimento de furca em relação a um molar mandibular; C) Uma tomografia computorizada de feixe cónico (CBCT) de um molar mandibular com envolvimento de furca.

Radiografias digitais A radiovisiografia (RVG) utiliza um detetor digital para capturar a imagem radiográfica, o que elimina o processamento químico, reduz a exposição à radiação e oferece ferramentas para medições precisas (Mouyen e Benz, 1989; Bragger et al., 1988).Uma RVG mostrando o envolvimento da furca é mostrada na Figura 3B. A evidência radiográfica de perda óssea interproximal pode ser considerada como um indicador bastante fiável de uma possível perda óssea interradicular inicial. Grover, et al. (2014) relataram uma associação comum de perda óssea interradicular precoce com uma perda óssea interproximal de cerca de 4 mm. A comparação de imagens de radiografias intra-orais digitais (IOR) com a tomografia computorizada de feixe cónico mostrou que as sobre e subestimações dos defeitos de furca são ambas de 50% para a IOR digital, com uma média de 0,56 mm para as sobreestimações e 0,55 mm para as subestimações. Além disso, existe uma probabilidade de 49% de um defeito de furca não ser detectado num IOR digital (Vandenberghe et al., 2008). Outro estudo (Young et al., 1996), relatou uma grande subestimação das lesões de furca em 67% utilizando a RVG, mostrando que uma variação considerável pode resultar tanto na subestimação como na sobrestimação da perda óssea. Radiografia de subtração Esta técnica permite a visualização de alterações nas densidades das imagens em diferentes intervalos de tempo e permite a deteção de alterações minerais tão pequenas como 5%. As imagens subtraídas de lesões de furca, quando comparadas com medidas físicas da área e volume de interesse, mostraram uma subestimação global de 67% da perda óssea; no entanto, em lesões mais profundas, a subestimação foi de apenas cerca de 4%, o que pode ser devido ao ruído estruturado da imagem produzido pelo alinhamento inadequado das radiografias (Young et al., 1996). Atualmente, este sistema de imagem não é suficientemente preciso para determinar a perda óssea da furca, e envolve tempo e esforço, o que pode limitar a sua utilidade como ferramenta de diagnóstico (Young et al., 1996). No entanto, a análise de imagem densitométrica assistida por computador (CADIA) tem mostrado resultados favoráveis em relação à radiografia de subtração digital, quando utilizada para estudar as alterações da densidade óssea alveolar em furcações (Bragger et al., 1988; Bragger et al., 1989). Rácio de imagem digital Este método baseia-se no cálculo do rácio de massa de radiografias digitalizadas. Mostra diretamente as alterações na massa óssea alveolar e, assim, evita alguns dos inconvenientes da radiografia de subtração digital quantitativa. Além disso, aproveita a vantagem da baixa voltagem da máquina de raios X [50 quilovolts (Kv)] em tempos de exposição curtos, tornando possível estudar vários locais no mesmo paciente com uma dose de radiação baixa (Jean et al., 1996a; 1996b). No entanto, não existem estudos subsequentes que comprovem a eficácia deste método para medições exactas do envolvimento das furcas. Tomografia computorizada (TC) A tomografia computorizada é um procedimento sofisticado de raios X utilizado para visualizar imagens de secções transversais da furca sem sobreposições. Utiliza raios X emitidos por uma fonte de raios X em forma de leque para produzir imagens seccionais da área de interesse que são captadas por detectores de cristal ou de gás. Em seguida, a intensidade do feixe de raios X que emerge do doente é medida e convertida em dados digitais, que são posteriormente convertidos numa escala de cinzentos que representa diferentes densidades de tecido, permitindo a criação de imagens visuais tridimensionais. Foi referido que a TC pode identificar 100% do envolvimento das furcações HAL e VAL (Furhmann et al., 1997). Além disso, outro estudo (Mengel et al., 2005), mostrou a possibilidade de medições de todas as furcações em três planos e uma diferenciação clara entre furcações de Classe I, II e III; estas medições das imagens radiográficas, quando comparadas com secções histológicas, têm um desvio médio de 0,16 ± 0,10 mm. Da mesma forma, um estudo recente (Laky et al., 2013) comparou a sondagem clínica usando uma sonda Nabers com exames de TC, e relatou que o grau de envolvimento da furca nos achados clínicos foi confirmado pela TC em 56% dos locais, enquanto clinicamente 21% foram superestimados e 23% subestimados. Apenas 32% das furcações de Classe III detectadas por TC foram detectadas clinicamente. No entanto, apesar das caraterísticas atractivas, também tem algumas desvantagens: em primeiro lugar, tem uma dose de radiação elevada, custo elevado, relação custo-benefício desfavorável e baixa resolução (Schuller et al., 1992; Vandenberghe et al., 2007) e, em segundo lugar, os exames de TC podem ser degradados em pacientes com restaurações fixas estendidas apicalmente e obturações metálicas, limitando a qualidade da imagem de TC (Vandenberghe et al., 2007). TC de feixe cónico (TCFC) A TCFC é também conhecida como tomografia digital de volume (TVP). O princípio de funcionamento da TCFC é semelhante ao da TC, exceto que utiliza um feixe de raios X em forma de cone em vez do feixe plano em forma de leque utilizado na TC, o que ajuda a registar o volume do doente numa única rotação, reduzindo assim a dose de radiação e poupando nos custos. Uma imagem de TCFC mostrando um envolvimento de furca Classe III é mostrada na Figura 3C. Vários autores (Mengel et al., 2005; Vandenberghe et al., 2007) referiram que o envolvimento de furca pode ser claramente diferenciado em furcações de Classe I, II e III, tanto com a TC como com a TCFC. No entanto, em termos de qualidade de imagem, os exames de TCFC foram superiores aos exames de TC, com o espaço do ligamento periodontal em particular a ser representado exatamente nos três planos, e a resolução da TCFC pode ser tão pequena como 0,2 mm, em comparação com 0,5-1 mm para a TC. Em comparação com as radiografias intra-orais, os estudos demonstraram uma vantagem significativa da TCFC devido à sua alta resolução e capacidades tridimensionais para avaliar as superfícies vestibulares e linguais, o que a torna uma ferramenta muito fiável para detetar o envolvimento incipiente da furca (Umetsubo et al., 2014; de Faria Vasconcelos et al., 2012; Misch et al., 2006).

Quando as medições de sondagem clínica versus CBCT foram comparadas para diagnosticar o envolvimento da furca, foi demonstrado que a sondagem clínica sobrestimava ou subestimava a extensão real do envolvimento da furca. Isto foi especialmente verdade no caso do envolvimento da furca de Classe I, onde foi comummente sobrestimado (Darby et al., 2014). Da mesma forma, as medições cirúrgicas e de CBCT demonstraram ser equivalentes em cerca de 82-84% das vezes, e muito raramente sobrestimadas e subestimadas, o que torna as medições de CBCT uma alternativa fiável às medições cirúrgicas (Qiao et al., 2014; Walter et al., 2009; Umetsubo et al., 2012). Com o advento da tecnologia digital, a eficácia diagnóstica das radiografias foi melhorada. Embora a TCFC seja mais exacta do que outras técnicas no diagnóstico do envolvimento da furca, as provas não são suficientemente convincentes para recomendar um exame de TCFC para diagnosticar o envolvimento da furca, tendo em conta os seus elevados níveis de radiação. Devemos compreender os pontos fortes e fracos do diagnóstico por imagem e pesar os custos e benefícios, tendo em devida consideração a quantidade de exposição à radiação, antes de o prescrever (Darby et al., 2014; Walter et al., 2012). Também tem sido enfatizado que as radiografias não são superiores aos achados clínicos e são apenas ferramentas auxiliares para o diagnóstico (Payot et al., 1987; Waerhaug, 1980). Estes pontos implicam que o diagnóstico clínico deve ser combinado com achados radiográficos para melhorar a precisão do diagnóstico (Gusmão et al., 2014). Novas fronteiras A procura de um diagnóstico preciso e fiável dos defeitos de furca levou à evolução de novas ferramentas de diagnóstico, que podem melhorar a nossa capacidade de diagnosticar com mais precisão e exatidão. Análise da frequência natural A frequência natural é a resposta dinâmica de um objeto em vibração relacionada com as propriedades do material e as condições de fronteira da estrutura. Este método requer a colocação de um transdutor eletrónico na área de interesse e a passagem de uma corrente de baixa tensão através do transdutor. A resistência à vibração do transdutor no osso circundante é registada digitalmente. Originalmente, era utilizado para avaliar a estabilidade de dentes naturais e implantes. Recentemente, demonstrou ter uma taxa de identificação do envolvimento da furca mais elevada do que os métodos de diagnóstico tradicionais, tendo sido sugerida a sua combinação com os métodos tradicionais para ultrapassar as imprecisões nas medições (Wang et al., 2009). À semelhança do estudo do rácio de imagem digital, não foram efectuados estudos subsequentes para validar a sua utilidade na medição do envolvimento da furca. Ultrassonografia A ultrassonografia é uma técnica de investigação não invasiva que utiliza um feixe de ultra-sons pulsados de frequência muito elevada (7,5-20 MHz) para produzir imagens de alta resolução das estruturas. À medida que as ondas de ultra-sons atravessam os tecidos, algumas delas são reflectidas pelas interfaces dos tecidos, produzindo ecos que são captados e convertidos em sinais eléctricos que, por sua vez, são convertidos em imagens a preto, branco e cinzento e visualizados num ecrã de computador.

Utilizando o ultrassom no diagnóstico de furca, um estudo realizado por Chandrashekhar et al. (2014) demonstrou que era 76% preciso em comparação com as medições cirúrgicas (as medições clínicas mostraram 70% de precisão). No entanto, são necessários mais estudos para comprovar a sua eficácia nas medições de furca. Tomografia de coerência ótica (OCT) O sistema de tomografia de coerência ótica utiliza uma luz branca que é capaz de penetrar nos tecidos sem efeitos biologicamente nocivos. As diferenças na reflexão da luz são utilizadas para gerar um sinal que corresponde à morfologia e composição dos tecidos subjacentes. Foi relatado como uma nova ferramenta de diagnóstico e como um método sensível para a deteção de defeitos periodontais (Otis et al., 2000). Colston et al. (2000) referiram que a OCT pode ser utilizada para a medição precisa de volumes e distâncias, e utilizada para interpretar tecidos moles e duros. Este sistema é alegadamente capaz de fornecer imagens intra-orais bidimensionais e tridimensionais com uma boa resolução ótica lateral e axial e um bom pormenor microestrutural. Além disso, utilizando esta nova tecnologia, é possível efetuar registos visuais do contorno do tecido periodontal, da profundidade sulcular e da fixação do tecido conjuntivo. No entanto, atualmente não existem estudos para avaliar a eficácia do OCT na medição de furca. Fibroscópios Os fibroscópios baseiam-se na tecnologia de endoscopia de fibra ótica e são endoscópios periodontais em miniatura minimamente invasivos, com os quais é possível obter uma ampliação de 24-48X. Os fibroscópios, quando aplicados clinicamente, conforme relatado por Ozawa et al. (1999), permitiram a visualização dos campos envolvidos na doença periodontal. Quando inserido através de uma fístula, foi possível diferenciar a extensão da perda óssea, os tecidos moles e as superfícies radiculares envolvidas nas lesões periodontais. Pode também ser aplicado no diagnóstico de furca; no entanto, até à data não existem estudos que avaliem a eficácia dos fibroscópios na medição de furca.

DIAGNÓSTICO DIFERENCIAL

Uma lesão no espaço inter-radicular de um dente multirradicular pode estar associada a problemas originados no canal radicular ou ser o resultado de uma sobrecarga oclusal. O tratamento de um dente envolvido em furca, portanto, não deve ser iniciado até que um diagnóstico diferencial adequado da lesão tenha sido feito.

Patose pulpar :

As lesões pulpares causam por vezes uma lesão nos tecidos periodontais da furca. A aparência radiográfica de tal defeito pode ter algumas caraterísticas em comum com uma lesão de furca associada à placa bacteriana. Para diferenciar as duas lesões, a vitalidade do dente afetado deve ser sempre testada. Se o dente for vital, deve suspeitar-se de uma lesão associada à placa bacteriana. Se o dente não for vital, o envolvimento da furca pode ter uma origem endodôntica. Nesse caso, o tratamento endodôntico adequado deve sempre preceder a terapia periodontal. A terapia endodôntica infecciosa pode resolver a lesão inflamatória, a cicatrização dos tecidos moles e duros ocorre e o defeito da furca desaparece. Se os sinais de cicatrização do defeito da furca não aparecerem nos 2 meses seguintes ao tratamento endodôntico, o envolvimento da furca está provavelmente associado a periodontite marginal.

Traumatismo por oclusão :

As forças provocadas por interferências oclusais, por exemplo, bruxismo e cerramento, podem causar inflamação e destruição ou adaptação dos tecidos na área interradicular de um dente multirradicular. Neste tipo de dente, pode observar-se uma radiolucência na radiografia do complexo radicular. O dente pode apresentar uma mobilidade aumentada. A sondagem, no entanto, não detecta um envolvimento da furca. Nesta situação particular, o ajuste oclusal deve sempre preceder a terapia periodontal. Se os defeitos observados no complexo radicular forem de origem oclusal, o dente estabiliza-se e os defeitos desaparecem dentro de semanas após a correção da sobrecarga oclusal[3]

PROGNÓSTICO

Mc Guire[34] foi o primeiro a examinar criticamente a retenção de dentes em 100 pacientes até 5 anos após o tratamento, para determinar a exatidão do prognóstico atribuído antes do tratamento, com base em critérios clínicos comummente ensinados. Concluiu que as projecções não eram eficazes na previsão de qualquer prognóstico que não fosse bom e que o prognóstico tendia a ser mais exato para dentes com uma única raiz do que para dentes com várias raízes. **Chase**[35] observou 455 dentes julgados clinicamente como tendo um prognóstico questionável em 166 pacientes até 40 anos após a terapia, com uma média de 8,8 anos. Embora os dentes molares tenham sido perdidos com mais frequência, apenas 12% de todos os dentes questionáveis foram perdidos, indicando que muitos molares sobreviveram por muitos anos. **Machtei et al**[36] observaram que os molares com IF e perda significativa de osso proximal partilhado com os dentes adjacentes devem ser extraídos para preservar a saúde periodontal desses dentes.

O fator que teve a maior influência na decisão de realizar separações/ressecções radiculares foi o grau de envolvimento da furca (classe II e III). A posição do dente, a profundidade de sondagem e a mobilidade do dente também são factores com significado estatístico. Os outros factores, como as condições endodônticas, a anatomia da raiz e a estratégia global de tratamento, também podem ter influenciado a escolha do tratamento.

O resultado a longo prazo das decisões de tratamento tomadas para molares envolvidos em furca mostrou uma taxa de sobrevivência favorável para as opções de terapia ressectiva e não ressectiva da raiz em pacientes incluídos num programa de cuidados de manutenção adequado[7].

Em resumo, o prognóstico de um dente com IF depende dos seguintes factores.

1. Extensão da destruição óssea horizontal e vertical no espaço inter-radicular.

2. Número de raízes, sua morfologia e morfologia do teto furcal.

3. Morfologia do espaço inter-radicular (largura e profundidade).

4. Estado de saúde da PDL (determinado pela mobilidade dentária e capacidade de resposta à percussão).

5. Acesso para intervenção cirúrgica.

6. Acesso para controlo da placa bacteriana pelo doente após a correção cirúrgica.

7.   Estado pulpar e perspectivas de sucesso da terapia endodôntica e dos procedimentos de remoção radicular.

8.   Capacidade de controlar os factores oclusais

9.   História de cáries.

Quando os factores anteriores são iguais, os primeiros molares inferiores têm geralmente o melhor prognóstico, seguidos dos segundos molares inferiores e dos primeiros molares superiores. O prognóstico dos primeiros pré-molares superiores é considerado mau, mesmo quando existe apenas um envolvimento moderado da furca, uma vez que, anatomicamente, os dentes pré-molares não se prestam a um controlo satisfatório da placa bacteriana ou à amputação da raiz. No entanto, estes factores são generalizações e nem sempre se aplicam a situações específicas.

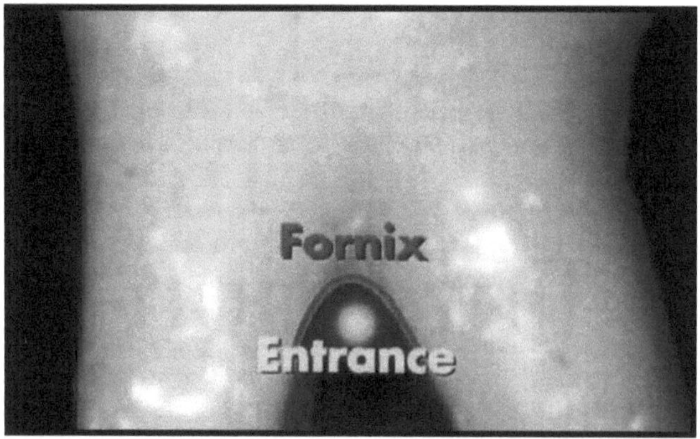

Figura 16 : ENTRADA DA FURCA

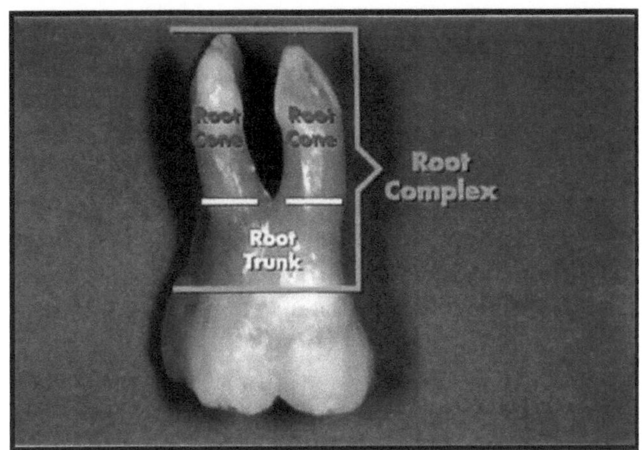

Figura 17 : ANATOMIA DA RAIZ DA FURCA

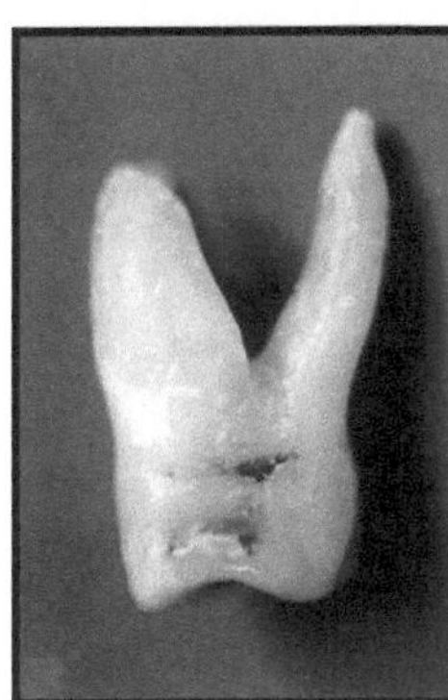

Figura 18 : ENTRADA DA FURCA (MESIAL)

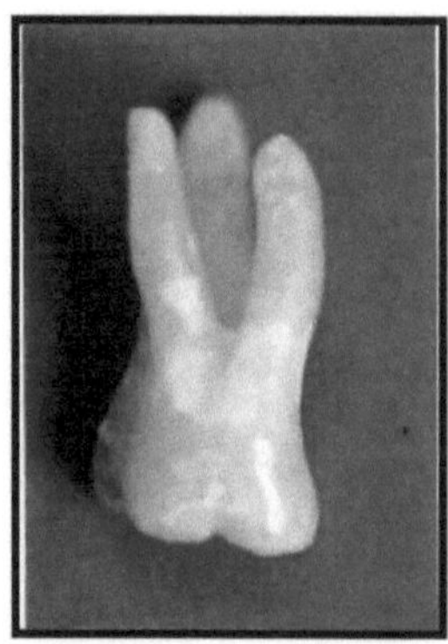

Figura 19 : ENTRADA DA FURCA (VESTIBULAR)

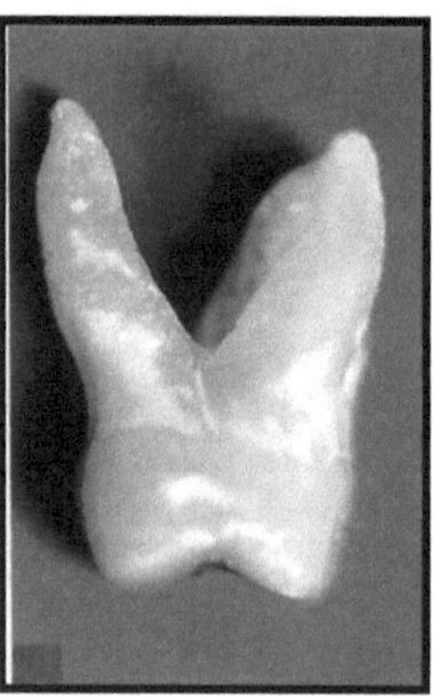

Figura 20 : ENTRADA DA FURCA (DISTAL)

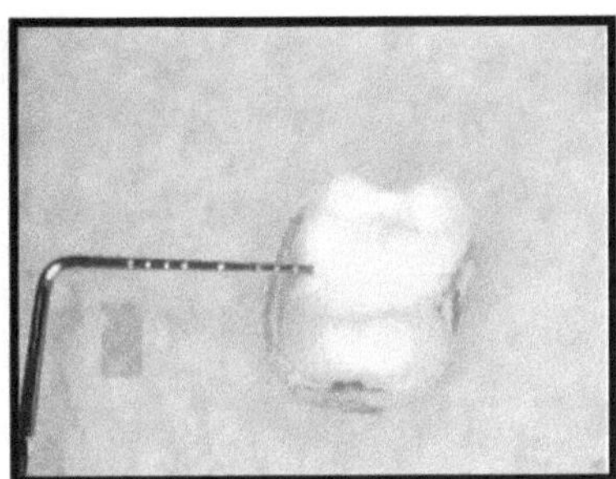
DEGREE I

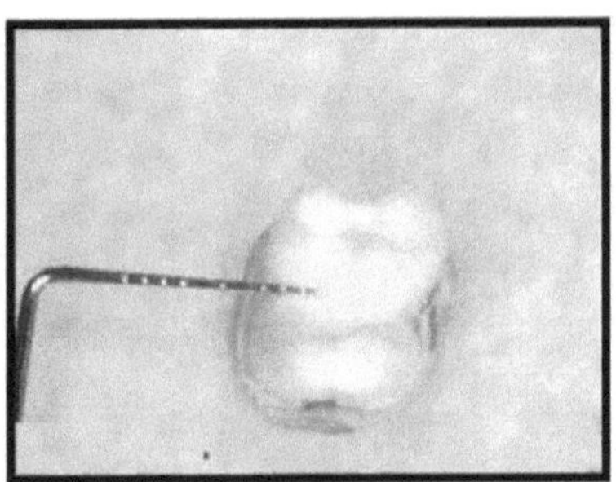
DEGREE II

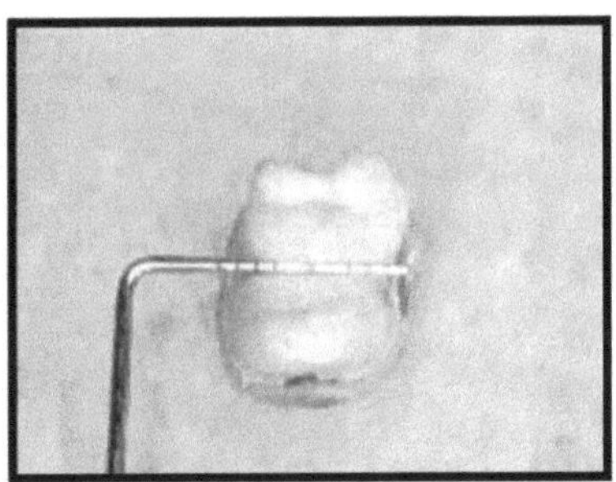
DEGREE III

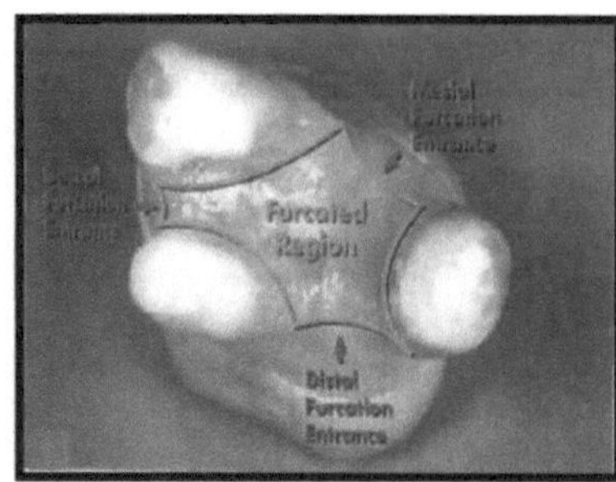

Figura 22 : VISTA APICO-OCLUSAL DA ENTRADA DA FURCA

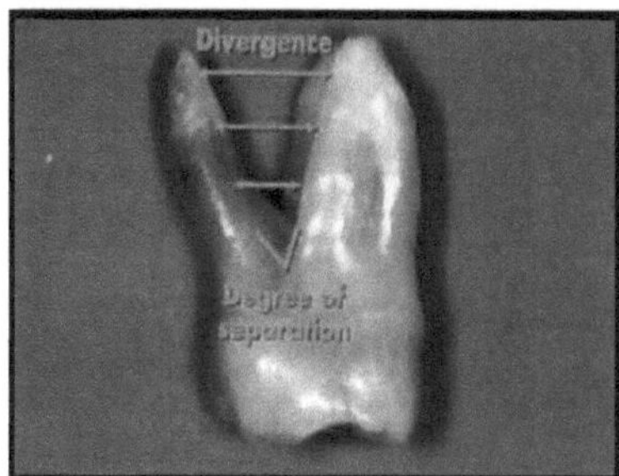

Figura 23 : GRAU DE SEPARAÇÃO DAS RAÍZES

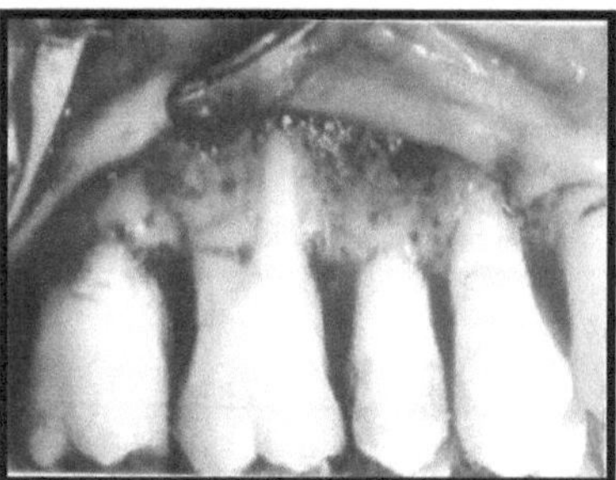

Figura 24 : ENVOLVIMENTO DE FURCA DE GRAU I (INCIPIENTE)

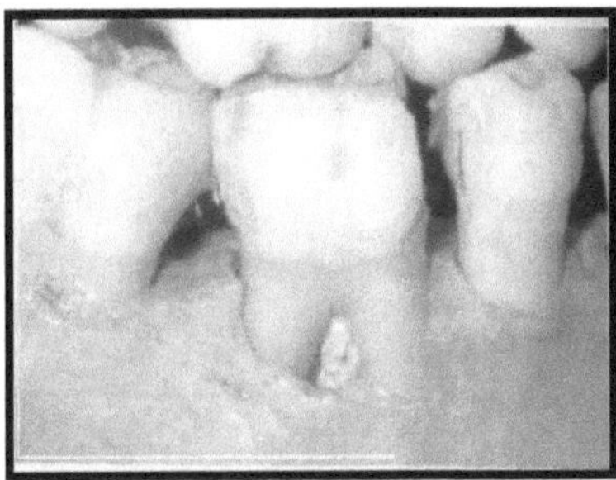

Figura 25: ENVOLVIMENTO DE FURCAÇÃO DE GRAU II (CUL-DE-SAC)

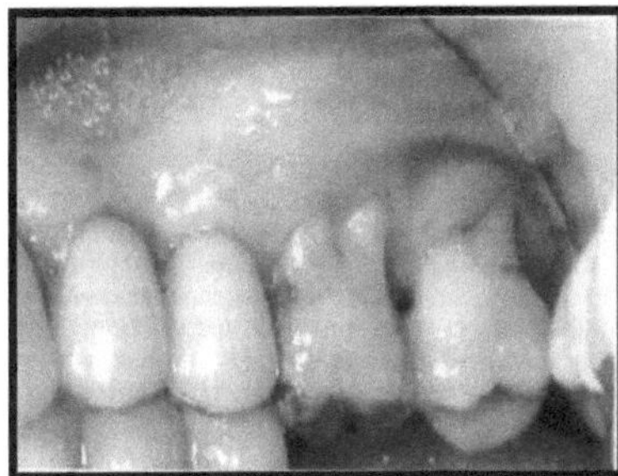

Figura 26 : ENVOLVIMENTO DE FURCA DE GRAU III

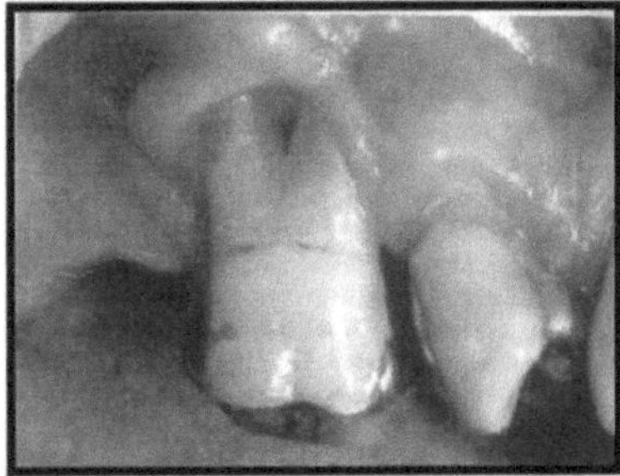

Figura 27 : ENVOLVIMENTO DE FURCA DE GRAU IV

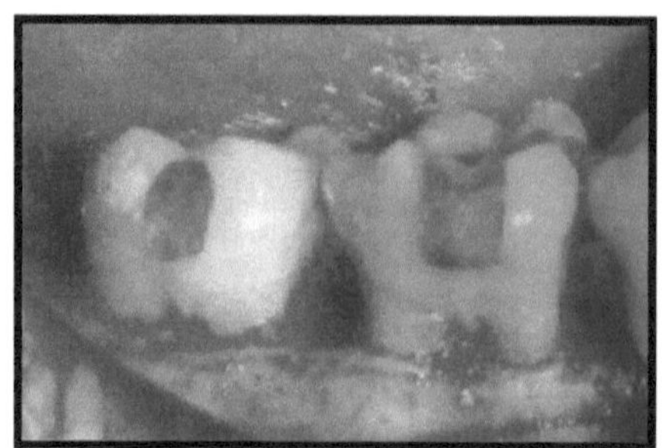

Figura 28 : PROJECÇÕES DO ESMALTE CERVICAL DE GRAU III

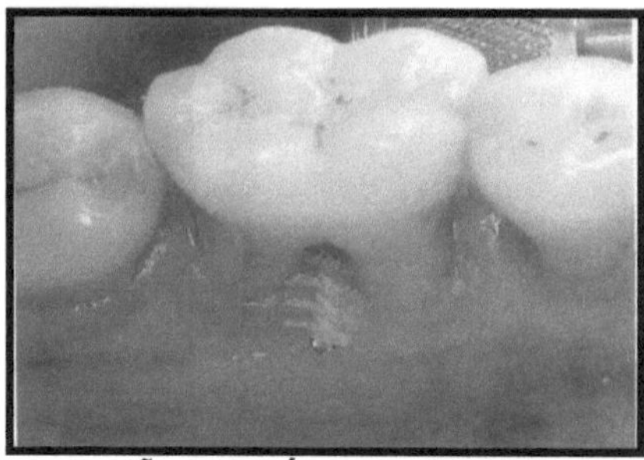

Figura 29 : PREPARAÇÃO DO TÚNEL NUM MOLAR INFERIOR COM ENVOLVIMENTO DE FURCA GRAU III. AUTO-CONTROLO DA PLACA BACTERIANA OBTIDO PELA UTILIZAÇÃO DE UMA ESCOVA INTERPROXIMAL.

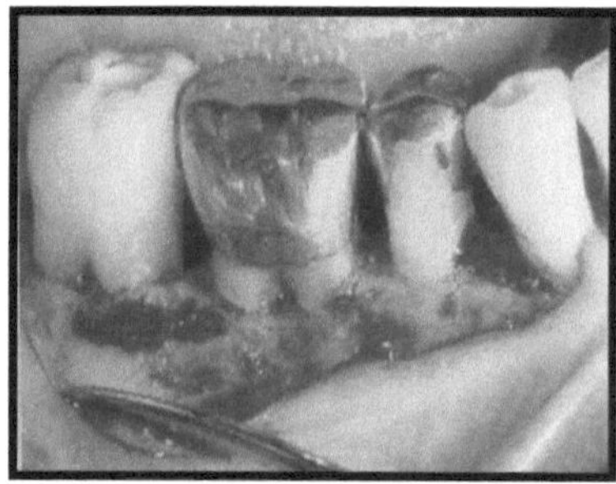

Figura 30: SEGUNDO MOLAR MANDIBULAR COM FURCAÇÃO DE GRAU III - UM CASO DE RESECÇÃO DA RAIZ

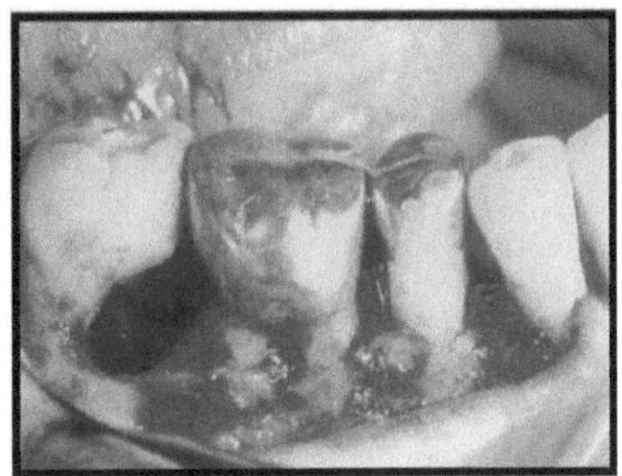

Figura 31 : RESSECÇÃO DA RAIZ MESIAL

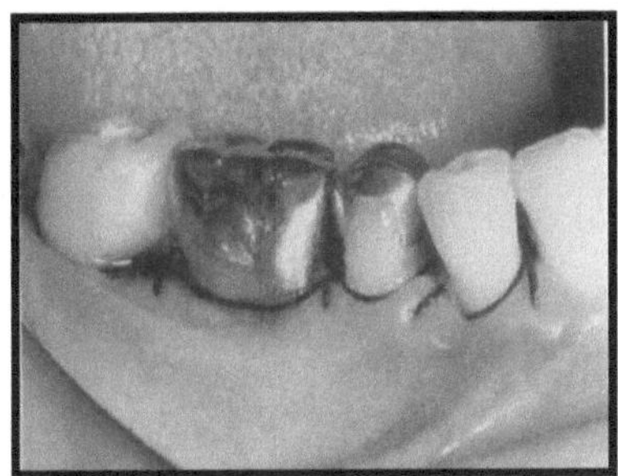

Figura 32: Retalhos bucais adaptados e suturados

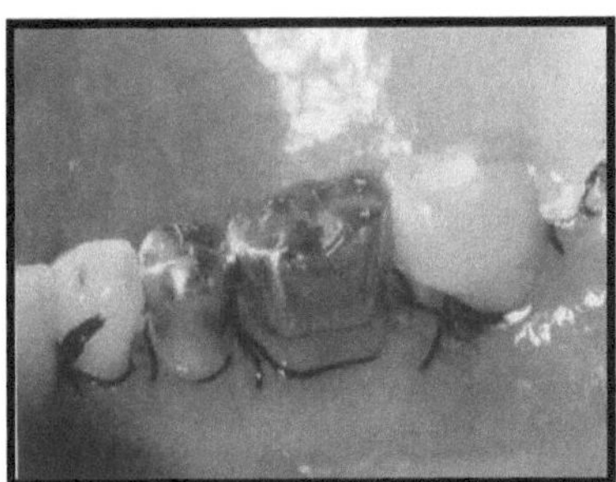

Figura 33: Retalhos LINGUAIS ADAPTADOS E SUTURADOS

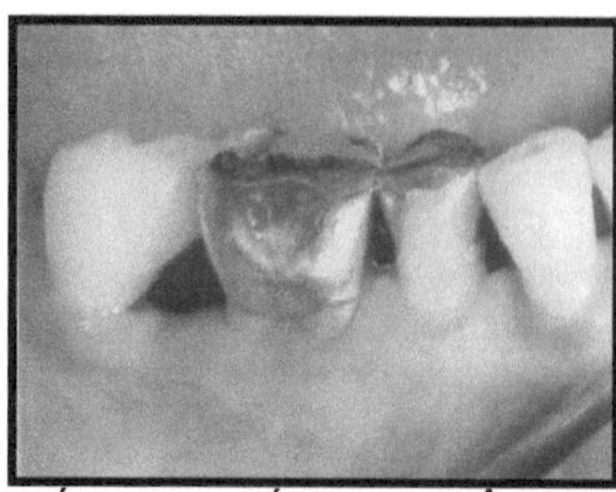

Figura 34: VISÃO PÓS-OPERATÓRIA DE TRÊS MESES DO ASPECTO BUCAL DO MOLAR RESTAURADO

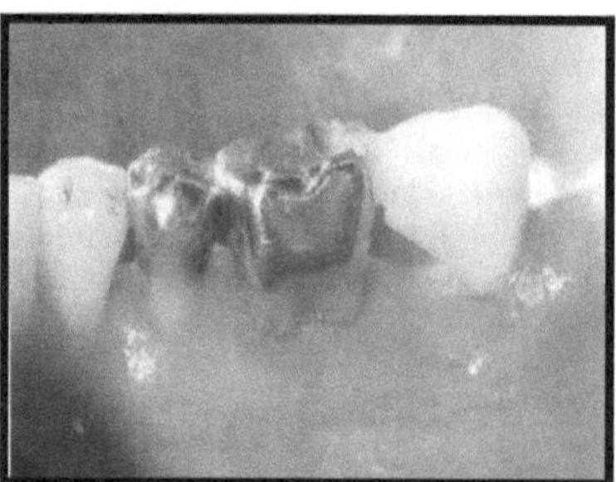

Figura 35 : VISTA PÓS-OPERATÓRIA DE TRÊS DENTES DO ASPECTO LINGUAL DO MOLAR RESSECADO

TRATAMENTO

Os clínicos têm salientado a importância de um bom controlo da placa bacteriana por parte dos doentes antes de procederem à correção cirúrgica das anomalias periodontais como fase preliminar da reabilitação oral. A acumulação de placa bacteriana causa gengivite, que se acredita preceder a periodontite. O cálculo, que alberga a placa bacteriana, demonstrou ser mais irritante para os tecidos moles do que a placa bacteriana por si só. Por conseguinte, a terapia para o envolvimento das furcas dos molares deve incluir sempre a remoção da placa bacteriana e do cálculo através de destartarização e alisamento radicular e a prevenção da sua recorrência através de uma boa higiene oral do doente, independentemente da gravidade das lesões ou das técnicas terapêuticas adicionais utilizadas.

O tratamento de um defeito na região de furca de um dente multirradicular visa atingir 2 **objectivos** :

1.   Eliminação da placa microbiana das superfícies expostas do complexo radicular.

2.   O estabelecimento de uma anatomia das superfícies afectadas que facilite o controlo adequado da placa bacteriana.

Mc Guire[37] mostrou que a presença de lesões de furca piora tanto o dente afetado como o prognóstico geral do paciente. Este agravamento depende também da gravidade das lesões de furca. O principal ponto final clínico de qualquer terapia para tratar essas lesões seria o fechamento completo da furca. Se esta observação não puder ser completamente alcançada, então o objetivo secundário seria a conversão de uma lesão de furca profunda numa mais superficial, convertendo assim uma lesão de classe II ou III numa de classe I.

Para avaliar estes resultados, os métodos incluíram avaliações da inflamação gengival, expressa como hemorragia à sondagem, sondagem periodontal para a avaliação das alterações dos tecidos moles e reentrada do preenchimento ósseo ou alterações ósseas radiográficas para a avaliação dos tecidos duros.

As várias **modalidades de tratamento** que podem ser utilizadas no tratamento de vários graus de envolvimento da furca são as seguintes

GESTÃO DO IVOLVIMENTO DE FURCAÇÃO DE GRAU I (Lesões incipientes)

Devido ao facto de as IF de grau I não terem perdido osso na furca, os procedimentos de destartarização e alisamento radicular, fechados ou abertos, que resolvem a inflamação em torno de dentes com raízes unitárias, produzem frequentemente bons resultados clínicos.

Muitos clínicos acreditam que o prognóstico de dentes com envolvimento de furca é ruim. Pensam que o tratamento de escolha para todas as lesões de furca é a exposição cirúrgica, amputação da raiz, ressecção do dente ou extração. Os clínicos recomendam a destartarização e o alisamento radicular para remover depósitos bacterianos duros e moles das superfícies do dente e da raiz como a forma primária de terapia para furca com envolvimento periodontal ligeiro.

GESTÃO DO ENVOLVIMENTO DA FURCAÇÃO DE GRAU II, GRAU I (lesões superficiais do tipo Cul-de- sac)

Raspagem e alisamento radicular fechados :

A destartarização não cirúrgica e o alisamento radicular são o único tratamento necessário na maioria dos casos de defeitos superficiais do tipo cul-de-sac, mas a cicatrização deve resultar numa morfologia de furca que seja óptima para um bom controlo da placa bacteriana por parte do doente, de acordo com **Lindhe**[38] .

Raspagem aberta e alisamento radicular com retalhos substituídos :

Ramfjord[39] referiu que, se não for possível um acesso subgengival suficiente com uma abordagem fechada, estas lesões podem responder melhor a procedimentos de retalho substituído aberto, como o retalho de Widman modificado. Este retalho substituído resulta na mesma redução da bolsa através da formação de uma adesão epitelial longa e juncional.

Aumentar o acesso à furca: gengivectomia / retalho posicionado apicalmente:

Carranja[40] defende que a redução ou eliminação da bolsa de tecido mole sobre a região da furca aumenta o acesso para o controlo da placa bacteriana e permite a resolução da inflamação periodontal.

Plástica de furca :

Após a reflexão do retalho e a raspagem e alisamento radicular, a remoção da coroa e da substância radicular na área da furca *(odontoplastia)* é efectuada para eliminar ou reduzir a componente horizontal do defeito e para alargar a entrada da furca. Isto cria um melhor acesso para o controlo e manutenção da placa bacteriana. O recontorno da crista óssea alveolar *(osteoplastia)* é então efectuado para reduzir a dimensão buco-lingual do defeito ósseo. Por fim, os retalhos são posicionados apicalmente e suturados para cobrir apenas o osso marginal fino na crista alveolar. Após a cicatrização, um tecido "tipo papila" deve fechar a entrada da furca. Deve-se ter cuidado quando a odontoplastia é efectuada em dentes vitais. A ostectomia limitada é frequentemente utilizada durante o contorno ósseo para criar uma topografia óssea mais fisiológica.

Hamp et al[27] defendem que este tratamento se deve restringir aos casos em que (1) outras formas de cirurgia são contra-indicadas (2) as raízes são divergentes para permitir um controlo adequado da placa bacteriana no pós-operatório com escovas interproximais, fios ou limpa-cachimbos (3) os pacientes demonstraram um elevado nível de controlo da placa bacteriana no passado. A preferência por este procedimento deve ser dada aos molares inferiores.

Kalkwarf[41] relatou um estudo de 2 anos de FI de grau II composto por alterações na profundidade de sondagem e níveis de fixação entre destartarização coronal, destartarização e alisamento radicular, retalho de Widman modificado e operação de furca. Ao longo dos 2 anos de manutenção, todos os locais de furca perderam a fixação, mas uma percentagem menor de locais tratados pela operação de furca mostrou uma quebra clinicamente significativa.

MANEJO DAS LESÕES DE FURCAÇÃO DE GRAU II,GRAU II (Deep Cul- de-sac) :

Raspagem fechada e alisamento radicular :

Fleischer et al[42] afirmaram que a destartarização e o alisamento radicular fechados podem ser o tratamento de eleição se a cirurgia for contra-indicada por razões médicas ou psicológicas. É menos eficaz na remoção de cálculos do que uma abordagem aberta, que também deixa frequentemente alguns cálculos residuais.

Ribeiro et al[43] avaliaram se uma terapia não cirúrgica pode tratar eficazmente os envolvimentos de furca de classe II. Foram recrutados quarenta e quatro pacientes que apresentavam pelo menos um envolvimento de furca classe II que sangrava à sondagem com profundidade de sondagem (PD) > 5mm. Os pacientes foram estratificados em dois grupos de tratamento: 1) instrumentação subgengival por um dispositivo ultrassónico utilizando PVP-1 (10%) como líquido de arrefecimento (teste); e 2) tratamento idêntico utilizando água destilada como líquido de arrefecimento (controlo). Foram avaliados os seguintes resultados clínicos: índice de placa, hemorragia à sondagem (BOP), posição da margem gengival, nível de inserção relativo (RAL), PD e nível de inserção horizontal relativo (RHAL). O teste de N-benzoil-L-arginina-p-nitroanilida (BAPNA) foi utilizado para analisar a atividade semelhante à da tripsina no biofilme dentário. Os parâmetros clínicos e bioquímicos foram avaliados no início e 1, 3 e 6 meses após a terapia.

Ambos os grupos apresentaram médias semelhantes de redução da DP e de ganho de RAL e RHAL. Aos 6 meses, essas variáveis foram, respetivamente, 2,31, 1,17 e 1,00mm no grupo controle e 2,31, 1,23 e 1,02mm no grupo teste. Também não houve diferença entre os grupos quanto ao número de locais de furca que apresentaram ganho de RAL >2mm. Os resultados do teste BAPNA não demonstraram diferenças significativas entre os grupos. Os autores concluíram que a utilização de PVP-I (polivinilpirrolidona e iodo) aplicado topicamente como adjuvante da instrumentação subgengival não traz benefícios adicionais.

Raspagem e alisamento radicular com retalho aberto :

Fleischer et al[42] afirmaram que a abordagem cirúrgica de raspagem com retalho aberto permite uma remoção mais eficaz do cálculo no FI e pode apresentar excelentes resultados clínicos e radiográficos.

Criação de um túnel de grau IV :

Este procedimento removeria demasiado osso porque o osso marginal adjacente à furca lingual também teria de ser removido para evitar a arquitetura inversa que resultaria num ressalto gengival a fechar a entrada da furca. Além disso, a remoção de osso dentro da furca desencorajaria o procedimento regenerativo. Esta técnica deve ser utilizada criteriosamente apenas em molares inferiores com FI de grau III que não tenham uma terceira raiz que complique a utilização de dispositivos de limpeza.

Ressecção da raiz :

A ressecção radicular pode ser considerada para utilização em IF de grau II profundas, quando a RTG ou outra técnica cirúrgica estiver contra-indicada e quando se pretender uma profundidade de sondagem reduzida para pilares protéticos. A seleção cuidadosa dos casos e a técnica resultam na eliminação previsível da IF.

TÉCNICAS DE REGENERAÇÃO :

Regeneração de tecidos guiada :

A avaliação histológica continua a ser o único método fiável para determinar a natureza do aparelho de inserção resultante da terapia periodontal regenerativa. A avaliação histológica fornece uma avaliação exacta de todos os componentes do novo aparelho de inserção e permite determinar com precisão se os resultados clínicos representam regeneração ou alguma forma de reparação. Devido a dificuldades evidentes na obtenção de material de biópsia humana, este método de avaliação só foi utilizado em modelos animais estudados, principalmente cães beagle e primatas não humanos.

Eficácia de membranas de barreira não reabsorvíveis no tratamento de furca de classe II mandibular:

Lekovic et al[44] relataram um ganho significativo de CAL no grupo GTR (2,9 mm) versus perda de inserção no grupo de controlo. Doze pacientes com duas lesões de furca Classe II comparáveis em molares inferiores foram incluídos. Após preparação pré-cirúrgica adequada e medições clínicas pertinentes, as áreas foram tratadas com retalhos de espessura total e desbridamento completo e raspagem e aplainamento das superfícies radiculares. Um dos defeitos foi selecionado aleatoriamente para ser coberto com material periodontal Gore-Tex, mantido no lugar por suturas de politetrafluoretileno expandido. Em ambos os locais, os retalhos foram posicionados ligeiramente no sentido coronal em relação aos seus níveis originais e suturados. Após 6 meses, ambos os locais foram reintroduzidos cirurgicamente e novamente medidos. Os locais de teste mostraram uma redução estatisticamente significativa na profundidade da bolsa e um ganho nos níveis de fixação, enquanto os controlos não sofreram alterações em relação aos níveis pré-operatórios. No entanto, o ganho ósseo avaliado na reentrada foi mínimo (0,2 mm) e não foi possível obter qualquer fecho de furca nos grupos de membrana ou de controlo.

No entanto, devido à grande variabilidade das medições e ao curto período de observação, podem existir diferenças nas alterações ósseas entre as duas terapêuticas.

Eficácia de membranas de barreira reabsorvíveis no tratamento de furcações de classe II mandibular:

Lekovic et al[45] afirmaram que, quando as membranas de colagénio foram utilizadas como barreira de RFA, os resultados obtidos demonstraram ganhos de fixação clínica bastante modestos (ganhos de fixação horizontal de cerca de 2 mm) e medições de preenchimento ósseo avaliadas durante a reentrada que variaram entre 0,9 e 2,0 mm. Em nenhum caso as diferenças entre os grupos experimentais de GTR (com membrana de colagénio) e de controlo (desbridamento de flacidez aberta) foram clinicamente significativas (diferenças superiores a 1,5 mm). Este corte de ponto de 1,5 mm é considerado relevante, uma vez que 1 mm é o erro médio esperado na sondagem periodontal manual e, por conseguinte, diferenças próximas deste valor não excluem um erro de instrumentação versus uma diferença clínica real.

Eficácia da GTR no tratamento de furcações de classe II do maxilar

Avera et al[46] estudaram para avaliar clinicamente a eficácia das membranas de politetrafluoroetileno na cicatrização de defeitos de furca classe II interproximais. Molares superiores utilizando uma técnica de tratamento cirúrgico baseada nos princípios da RTG. Participaram no estudo 8 indivíduos com lesões de furca classe II bilaterais semelhantes na face mesial do primeiro molar superior. Os parâmetros clínicos avaliados incluíram índice de placa, índice de sangramento sulcular, profundidade de sondagem, nível de inserção, recessão gengival e preenchimento de furca horizontal e vertical aberta. Foi utilizado um stent oclusal em acrílico para assegurar a reprodutibilidade das medições. Os locais experimentais receberam uma membrana de PTFE após a exposição cirúrgica da furca. Os locais de controlo foram tratados exatamente da mesma forma, mas sem membrana. As membranas foram removidas 6 semanas após a primeira cirurgia. As cirurgias de reentrada foram efectuadas aos 9 meses. Os resultados pós-cirúrgicos mostraram uma melhoria significativa na profundidade de sondagem, no nível de inserção e no preenchimento da furca horizontal aberta para ambos os grupos, quando comparados com os valores de referência, com os locais experimentais a apresentarem um desempenho significativamente melhor do que os controlos. Os locais de controlo mostraram uma ligeira perda no preenchimento da furca vertical aberta, enquanto os locais experimentais permaneceram inalterados. O estudo sugere que a RFA utilizando membranas de politetrafluoroetileno tem algum valor, mas limitado, no tratamento de lesões de furca classe II interproximais dos molares superiores.

ENXERTO ÓSSEO :

O raciocínio biológico subjacente à utilização de enxertos ósseos em material aloplástico é o pressuposto de que o material pode: (1) conter células formadoras de osso (Osteogénese) (2) servir de suporte para a formação de osso (Osteocondução) ou que (3) a matriz do material de enxerto contém substâncias indutoras de osso (Osteoindução) que estimulariam o recrescimento da formação de osso alveolar de nova fixação.

Esta regeneração completa do aparelho de fixação periodontal após o procedimento de enxerto implicaria que as células derivadas do osso possuíssem a capacidade de formar novo cemento com a inserção de fibras de colagénio numa superfície radicular previamente afetada por periodontite. No entanto, este pressuposto está em conflito com os conhecimentos actuais sobre a biologia da cicatrização de feridas periodontais, segundo os quais o repovoamento da superfície radicular descolada com células do PDL é o pré-requisito para a formação de uma nova fixação, tal como referido por **Warrer et al.**[47] .

GTR em combinação com enxerto ósseo :

A avaliação da terapia regenerativa em periodontia incluiu muitas técnicas, desde abordagens de curetagem ou desbridamento no século XIX, enxertos ósseos no início do século XX, procedimento de excisão epitelial, condicionamento radicular, retalhos posicionados coronalmente, GTR e várias combinações de técnicas.

As técnicas atualmente em uso clínico incluem enxertos de substituição óssea, GTR através de membranas de barreira e combinação de técnicas regenerativas, incluindo medidas adjuvantes como o condicionamento radicular e/ou o posicionamento do retalho coronal.

Os enxertos de substituição óssea têm tido um sucesso limitado no tratamento de defeitos de furca de classe II e III. Os problemas associados aos enxertos de substituição óssea incluem a contenção do enxerto, a exclusão epitelial, a contaminação microbiana e a indução variável do enxerto.

Os problemas com a membrana protetora incluem dificuldades na manutenção do espaço no local, preenchimento ósseo limitado em defeitos de furca, manutenção de uma cobertura de retalho, contaminação microbiana e outras considerações.

Haney[48] avaliou que o posicionamento do retalho coronal com e sem tratamento com ácido cítrico e com ou sem aloenxertos ósseos desmineralizados liofilizados também teve resultados iniciais variáveis e foi relatada a falta de estabilidade de 4 a 5 anos nos locais inicialmente bem-sucedidos.

A combinação de enxerto ósseo com GTR pode melhorar a resposta à membrana através dos efeitos indutivos do enxerto e do apoio da membrana numa posição mais optimizada em locais selectivos. Do mesmo modo, a combinação pode melhorar a terapia apenas com enxertos em áreas selectivas através de uma melhor contenção do enxerto e da exclusão epitelial. A combinação de enxertos de substituição óssea e GTR também teve resultados variáveis.

GESTÃO DO ENVOLVIMENTO DE FURCA DE GRAU III

As opções de tratamento para o envolvimento da furca de grau III são -

1. DESTARTARIZAÇÃO E ALISAMENTO RADICULAR COM RETALHO FECHADO E ABERTO

Leon[49] comparou a eficácia da destartarização manual e do desbridamento ultrassónico em vários graus de furca, utilizando como parâmetros o fluxo de fluido reticular gengival e a microscopia de campo escuro. Os resultados indicaram que tanto a destartarização manual como o desbridamento ultrassónico foram igualmente eficazes em furcações de grau I, alterando o fluxo de fluido gengival e as proporções bacterianas para as de um estado saudável. Em contraste, o desbridamento ultrassónico foi significativamente mais eficaz do que a raspagem manual em furcações de grau II e III na alteração destes parâmetros.

Vários estudos longitudinais estabeleceram que o desbridamento completo da raiz é a chave para uma terapia periodontal bem sucedida. No entanto, tem sido registada uma eficácia reduzida no tratamento de dentes multirradiculares.

2. TÉCNICA REGENERATIVA

(I) Regeneração de tecidos guiada

Pontoriero et al[50] mostraram que apenas 8 de 21 furcações mandibulares "through and through" tratadas com membranas de barreira não bioabsorvíveis cicatrizaram com o fecho completo do defeito. Outros dez defeitos foram parcialmente preenchidos, e três permaneceram abertos. No grupo de controlo, tratado com desbridamento de retalho aberto, 10 foram parcialmente preenchidos e 11 permaneceram abertos.

Pontoriero et al[51] , num estudo experimental em cães, referiram que defeitos de furca comparativamente grandes podem ser regenerados com sucesso através da terapia GTR, desde que a membrana que cobre os retalhos de tecido mole seja impedida de recuar apicalmente do fórnix da furca durante a cicatrização. Os resultados também revelaram que uma membrana biodegradável fornece uma barreira que é igualmente eficaz como a membrana de Teflon não degradável num procedimento GTR.

Araujo et al[52] estudaram o tecido periodontal formado quando diferentes barreiras reabsorvíveis foram aplicadas em defeitos de furca grau III. O estudo foi realizado em 5 cães foxhound. Foram extraídos os 2nd e 4th pré-molares em ambos os lados da mandíbula. Foram produzidos defeitos de furca de grau III em 3rd pré-molares mandibulares. 5 semanas mais tarde, foi efectuada a terapia GTr utilizando uma barreira composta por um copolímero de polilactida-glicolida num quadrante (Grupo A). No quadrante contralateral, foi utilizada uma barreira composta por polilactida e um grupo de ésteres de ácido cítrico (Grupo B). Os cães foram sacrificados 6 meses após a terapia reconstrutiva. Blocos de tecido contendo os dentes experimentais foram excisados, desmineralizados em EDTA e embebidos em parafina. Cortaram-se secções seriadas no plano mesio- distal e paralelamente ao longo eixo das raízes. O micrótomo foi regulado a 7um. As secções foram coradas com hematoxilina e eosina. De cada biópsia, foram selecionadas 3 secções representativas da parte central da furca para exame ao microscópio de luz. Nos locais de furca cicatrizados, foram efectuadas análises histológicas descritivas e medições histomorfométricas dos tecidos recém-formados. Em ambos os grupos, a superfície radicular dos defeitos de furca cicatrizados estava coberta por cemento celular, do tipo fibras extrínsecas-intrínsecas. A composição do periodonto recém-formado em ambos os grupos foi semelhante, mas substancialmente maior no grupo A do que no grupo B.

Pontoriero[53] relatou 11 indivíduos com periodontite generalizada e lesões avançadas nas regiões dos molares superiores, incluindo defeitos de furca de grau III mesial-distal bilateral, mas não bucal, no 1 molar[st] e/ou 2 molares[nd] . A terapia GTR envolveu a elevação do retalho mucoperiosteal, o desbridamento da superfície da raiz e a colocação de uma membrana de e-PTFE nas duas entradas do defeito de furca. Os retalhos foram reposicionados e fixados. O molar contralateral foi tratado de forma idêntica, mas sem a colocação da membrana de Teflon. Os pacientes receberam amoxicilina (1gx2/dia durante 8 dias), foram colocados em bochechos com clorexidina e foram chamados para profilaxia uma vez a cada 2 semanas. As membranas de Teflon foram removidas num procedimento de 2nd fases após 6 semanas. Todos os indivíduos foram reexaminados 6 meses após o procedimento regenerativo e, além disso, todos os locais foram avaliados após um procedimento de reentrada. O exame final e as medições feitas durante o procedimento de reentrada documentaram que, apesar de ter ocorrido alguma redução na profundidade da bolsa de sondagem e algum ganho na fixação da sonda em ambos os locais de teste e controlo, nenhum dos defeitos de furca fechou, mas manteve caraterísticas de um envolvimento de furca de grau III.

Sallum et al[54] avaliaram o processo de cicatrização de defeitos de furca de grau III tratados com membranas reabsorvíveis. Foram utilizados cinco cães da raça mongeral. Os defeitos de furca de grau III foram criados cirurgicamente e expostos à acumulação de placa durante 3 meses, após o que foram distribuídos aleatoriamente por um dos tratamentos: ATR= barreiras reabsorvíveis não suturadas (Atrisorb), GUI= barreiras reabsorvíveis estabilizadas com suturas (Guidor), OFD= desbridamento com retalho aberto e NTC= controlo sem tratamento. Após 3 meses, os cães foram sacrificados e os blocos foram processados.

Os defeitos tratados com membranas apresentaram um comprimento superior de novo cemento quando comparados com os NTC, mas não apresentaram diferença significativa com a RTA. A área de osso novo foi maior para GUI do que para NTC, mas não foram observadas diferenças estatisticamente significativas entre ATR, GUI e OFD. Pode concluir-se que as barreiras reabsorvíveis (GUI) podem proporcionar uma melhor resposta óssea, mas o tratamento da furca de classe III tem de ser considerado ainda imprevisível.

(2) Enxerto ósseo

Gantes et al[55] relataram que vinte e sete defeitos de furca grau II mandibular foram tratados em 27 indivíduos usando uma terapia regenerativa que incluiu condicionamento radicular com ácido cítrico e retalhos posicionados coronalmente, fixados por suturas fixadas à coroa. Para além desta terapia, 13 dos 27 defeitos receberam enxertos ósseos alogénicos liofilizados e descalcificados. O efeito destas terapias foi avaliado a partir de medições de sondagem dos tecidos moles, incluindo sondagens de furca para determinar o fecho dos tecidos moles dos defeitos. Aos 6 meses após a cirurgia, a redução média da profundidade de sondagem vertical e o ganho médio do nível de inserção à sondagem na área da furca foram de 2,6 mm e 2,2 mm para os defeitos não enxertados e de 1,9 mm e 1,5 mm para os defeitos enxertados. Um dos 14 defeitos não enxertados e 3 dos 13 defeitos enxertados foram considerados como apresentando fechamento clínico do tecido mole por um painel de 3 examinadores independentes. Não foram observadas diferenças estatisticamente significativas entre os defeitos tratados com ou sem enxertos ósseos.

Pepellassi et al[56] compararam a eficácia de um enxerto de compósito de fosfato tricálcico, gesso de Paris e doxiciclina com o desbridamento cirúrgico isolado no tratamento de defeitos de furca de Classe II e Classe III. Foram selecionados 15 pacientes com periodontite adulta e pelo menos dois molares inferiores com defeitos de furca de Classe II ou III. Um total de 40 locais foram tratados: 26 eram defeitos de Classe II e 14 eram de Classe III. Após a terapia inicial, um local foi selecionado aleatoriamente para receber o enxerto de compósito, enquanto o local restante serviu como controlo desbridado cirurgicamente. A cicatrização óssea foi avaliada através de medições diretas a partir de um stent de acrílico no momento da cirurgia de enxerto e aos 6 meses de reentrada. Após a cirurgia, cada doente foi medicado com doxiciclina 100mg/dia durante 10 dias. A ausência de inflamação clínica e de infeção durante o processo de cicatrização forneceu uma prova adicional da biocompatibilidade dos materiais de enxerto. Os resultados após 6 meses indicaram que os locais tratados com o enxerto compósito tinham melhorado o preenchimento do defeito, a resolução do defeito, as profundidades de sondagem e os níveis de fixação clínica quando comparados com os controlos cirurgicamente desbridados. O preenchimento dos defeitos foi 3,7 vezes superior nos locais enxertados e estes locais tinham 4,0 vezes mais probabilidades de ter um preenchimento dos defeitos igual ou superior a 50%. O efeito do enxerto foi mais pronunciado nos defeitos da Classe III, onde o preenchimento horizontal do defeito e o ganho de ligação clínica foram alcançados apenas nos locais enxertados. O gesso de Paris funcionou bem como aglutinante, evitando a dispersão de partículas e facilitando a retenção do enxerto. Além disso, o gesso serviu como veículo para transportar e reter a doxiciclina no local tratado. Estes resultados a curto prazo apontam para o potencial de um enxerto composto contendo fosfato tricálcico, gesso de paris e doxiciclina na promoção da cicatrização de lesões de furca.

(3) GTR em combinação com enxerto ósseo :

A GTR favorece a formação de novo cemento, novo ligamento periodontal e novo osso alveolar em defeitos de furca.

Os substitutos ósseos com diferentes propriedades têm sido utilizados para favorecer a regeneração e a reparação de defeitos periodontais. A associação de GTR e materiais de enxerto combina as propriedades do material para a criação de um suporte com uma resposta celular selectiva que resulta em resultados favoráveis.

Garrett et al[57] relataram 26 defeitos de furca de grau III mandibular tratados em 26 indivíduos utilizando uma terapia regenerativa que incluiu condicionamento radicular com ácido cítrico, colocação de aloenxerto ósseo descalcificado liofilizado e retalhos posicionados coronalmente, fixados por suturas de fixação da coroa. Para além desta terapia, foi colocada uma membrana de politetrafluoretileno expandido (e- PTFE) em 14 dos 26 defeitos. O efeito destas terapias foi avaliado após 52 a 60 semanas através de uma série de medições de sondagem de tecidos moles e duros, incluindo a classificação da furca residual. Para ambos os tratamentos, foram observadas melhorias médias nos níveis de inserção de sondagem da furca, nos níveis de osso da furca e nos volumes dos defeitos. 4 defeitos em cada um dos 2 grupos mudaram de grau III para grau II, conforme registado após o tecido mole na reentrada. Foi observada pouca diferença entre os defeitos tratados com e sem membranas. São necessários mais estudos com amostras maiores e tempos de observação mais longos para avaliar completamente estes procedimentos regenerativos e o seu potencial para curar defeitos de grau III.

Anderegg et al[58] avaliaram o potencial do aloenxerto ósseo liofilizado descalcificado (DFDBA) combinado com um material de barreira no tratamento de defeitos de furca de molares humanos, em comparação com a técnica de barreira isolada. 15 pares de defeitos de invasão de furca de grau II ou III constituíram o grupo de estudo. Foram efectuadas medições com sondas periodontais calibradas para determinar a recessão dos tecidos moles, a profundidade de sondagem e os níveis de inserção. Os defeitos de cada par foram selecionados aleatoriamente para serem tratados com uma membrana de politetrafluoroetileno expandido (e-PTFE) e DFDBA ou apenas com a membrana. A membrana foi removida 4-6 semanas após a inserção. Seis meses após o tratamento, a recessão era mínima com uma melhoria estatisticamente significativa da técnica. As alterações nos tecidos duros foram comparáveis para a reabsorção da crista alveolar, no entanto, houve uma diferença distinta, estatisticamente, para a reparação óssea horizontal e vertical, favorecendo a utilização do enxerto ósseo desmineralizado em combinação com a membrana de e-PTFE.

Palioto et al[59] relataram que foram tratados vinte defeitos de furca de grau III em 18 pacientes não fumadores, com 35-75 anos de idade. Os níveis de inserção clínica horizontal (CAL-H) e vertical (CAL-V), a profundidade de sondagem (PD), os níveis da margem gengival (GML), o nível dos defeitos ósseos horizontal (BDL-H) e vertical (BDL-v) e os níveis da crista alveolar (ACL) foram realizados no início e aos 6 meses dos procedimentos de reentrada. A radiografia de subtração foi utilizada para avaliar o ganho ou a perda de densidade ótica (DO). O resultado deste estudo indicou que os defeitos de furca de grau III não são previsivelmente resolvidos utilizando GTR ou GTR em combinação com uma matriz óssea inorgânica.

(4) GTR em combinação com o Derivado da Matriz do Esmalte (EMD)

Recentemente, as proteínas derivadas da matriz do esmalte porcino têm sido investigadas como uma alternativa para a regeneração periodontal. A sua utilização baseia-se na sua capacidade de formar cemento acelular, que é importante para a formação de novo tecido ósseo e ligamento periodontal.

Fernandes et al[60] investigaram histológica e histometricamente a eficácia das proteínas derivadas da matriz do esmalte (EMD) associadas ao vidro bioativo (BG) e a uma membrana absorvível no tratamento de defeitos de furca grau III em cães mestiços. Após a criação e cronificação dos defeitos cirúrgicos, as lesões foram divididas aleatoriamente em três grupos de acordo com o tratamento empregado. A análise descritiva e os dados histométricos mostraram resultados semelhantes para os grupos experimentais em todos os parâmetros estudados. A associação do Emdogain com Bioglass e GTR, ou somente GTR, apresentou resultados semelhantes quando comparados aos obtidos com o bioglass associado à membrana no tratamento de defeitos de furca grau III em cães. As três modalidades de tratamento apresentaram preenchimento parcial das furcações, com regeneração óssea e cementária limitada à porção apical dos defeitos.

A análise histológica revelou que, com o tratamento com GTR ou com EMD e GTR combinados, ocorreu a formação de nova inserção em quase toda a circunferência da furca e o novo osso estava quase a preencher o defeito nas situações em que a membrana não foi exposta. Os locais tratados apenas com EMD exibiram uma nova fixação e formação de novo osso numa extensão variável, enquanto os locais coronais apresentaram apenas uma nova fixação e formação limitadas, tal como referido por **Donos et al.**[61] .

Donos et al[62] avaliaram o efeito da combinação de um EMD e GTR no tratamento cirúrgico de envolvimentos de furca mandibular de grau III. Nove pacientes com periodontite crónica, apresentando um total de 14 envolvimentos de furca mandibular de grau III, foram incluídos no estudo. 4 defeitos foram submetidos a EMD, 3 defeitos foram submetidos a GTR e 7 defeitos foram submetidos a EMD com GTR. Aos 6 e 12 meses, o encerramento parcial do envolvimento tinha ocorrido em aproximadamente metade das furcações tratadas, e o nível de sondagem vertical melhorou consistentemente após as três modalidades de tratamento. Os resultados sugerem que as três modalidades de tratamento podem melhorar a cicatrização após os envolvimentos. **Hovey et al**[63] avaliaram os efeitos do EMD e do tecido de bioengenharia (DG), isoladamente ou em combinação, na cicatrização de feridas periodontais em defeitos de furca de grau III criados cirurgicamente. A análise descritiva pode sugerir um efeito positivo do EMD e um efeito negativo do DG utilizado isoladamente ou em combinação com o EMD na regeneração de defeitos de furca de grau III.

(5) GTR em combinação com outros materiais regenerativos:

Rossa et al[64] avaliaram o efeito da aplicação tópica do fator básico de crescimento de fibroblastos (b-FGF) associado ao GTR no tratamento de defeitos grau III induzidos cirurgicamente em cães. Foram utilizados todos os segundos e quartos pré-molares de 5 cães da raça vira-lata, distribuídos aleatoriamente em um dos três grupos de tratamento: grupo 1 (controle), tratado com raspagem e alisamento radicular, condicionamento com cloridrato de tetraciclina (125 mg/ml) e GTR com membrana de colágeno; grupo 2, mesmo tratamento do grupo 1 acrescido de 0,5 mg de b-FGF; grupo 3, mesmo tratamento do grupo acrescido de 1,0 mg de b-FGF. Após um período de cicatrização de 90 dias, foi realizado o processamento histológico de rotina e a coloração com hemotoxilina, eosina e tricrómio de Masson. A análise descritiva indicou melhores resultados regenerativos em ambos os grupos tratados com b-FGF, enquanto os dados histométricos. Os resultados indicaram que o b-FGF, principalmente em doses menores, pode potencializar os resultados regenerativos em lesões de furca grau III, levando a um maior preenchimento desses defeitos com tecidos mineralizados e não mineralizados.

Park JB et al[65] compararam a terapia regenerativa tecidular guiada (GTR) modulada pelo fator de crescimento derivado das plaquetas-BB (PDGF-BB) (P-GTR), capaz de conseguir a regeneração periodontal de defeitos de furca horizontais (grau III) em cães beagle. Para determinar a sua eficácia, foram comparadas a reparação e a regeneração de defeitos de furca horizontais através da terapia P-GTR e da terapia GTR. A cicatrização e regeneração periodontal após GTR e P-

A terapia GTR foi comparada por análise histomorfométrica e morfológica. Cinco semanas após ambas as terapias, as lesões estavam preenchidas com tecido conjuntivo fibroso recém-formado. Às 8 e 11 semanas após a terapia com P-GTR, havia uma quantidade estatisticamente maior de osso e ligamento periodontal formado na lesão. Além disso, com a terapia P-GTR, havia menos epitélio e área livre de tecido, menos tecido inflamado e menos tecido conjuntivo. Curiosamente, a terapia P-GTR estimulou a formação de tecido conjuntivo fibroso em comparação com a terapia GTR nas fases iniciais da reparação, preenchendo assim o espaço da ferida com o tecido e estabilizando a ferida.

Num estudo semelhante, **Mellonig et al**[66] trataram quatro pacientes com periodontite crónica avançada, cada um com, pelo menos, um primeiro molar inferior, que apresentava um prognóstico periodontal e protético sem esperança. A área da furca foi aplainada com instrumentos ultra-sónicos de ponta de diamante. As furcas foram enxertadas com uma combinação de fator de crescimento derivado de plaquetas humanas recombinantes e fosfato beta tricálcico. Foi utilizada uma barreira de colagénio para regeneração tecidular guiada nas superfícies facial e lingual. Os retalhos foram posicionados coronalmente e suturados. Todos os pacientes foram seguidos em intervalos de 2 semanas durante 6 meses. Aos 6 meses, todos os dentes demonstraram uma redução na profundidade de sondagem e um ganho na fixação clínica. Um dente demonstrou um envolvimento de furca de grau iii, enquanto que o envolvimento de furca completo ainda era evidente nos outros três dentes experimentais. Os dentes foram removidos em bloco e processados para avaliação histológica. Três superfícies radiculares demonstraram regeneração periodontal, outras três mostraram nova fixação e uma superfície revelou epitélio juncional, medido a partir da base do entalhe do cálculo. A área do entalhe não pôde ser identificada numa superfície de um espécime.

Giannobile et al[67] avaliaram os efeitos da proteína osteogénica (OP-1) na cicatrização de feridas periodontais em defeitos de furca de grau III de tamanho crítico criados cirurgicamente. Dezoito cães beagle machos foram submetidos à criação de defeitos ósseos mandibulares bilaterais de 5 mm. Oito semanas após a criação do defeito e a administração de OP-1, foram retirados blocos de tecido das mandíbulas para análise histomorfométrica mascarada para avaliar parâmetros de regeneração periodontal (por exemplo, altura do osso, área óssea, formação de novas ligações e percentagem do defeito preenchido com osso novo). A histomorfometria revelou evidências limitadas de osteogénese, cementogénese e formação de novas ligações nos locais tratados apenas com o veículo ou com a cirurgia. A lesão tratada com 7,5 mg/g de OP-1 em colagénio regenerou 3,9 e 6,1 da altura óssea linear e da área óssea, respetivamente. Assim, concluiu-se que a OP-1 é um candidato promissor e atrativo para o tratamento de lesões periodontais graves.

3. Criação de um túnel de grau IV (Preparação do túnel)

Uma vez que os procedimentos GTR são muito menos bem sucedidos na IF de grau III em comparação com a de grau II, a abertura de túneis para abrir a furca para facilitar o controlo da placa bacteriana e a manutenção pode ser uma opção clínica. A inserção óssea perdeu-se completamente dentro da furca na IF de grau III e se o dente estiver clinicamente firme, é necessário remover menos osso para criar o túnel em comparação com uma IF de grau II profunda. A seleção cuidadosa dos casos é fundamental para o seu sucesso a longo prazo e, se vários critérios não forem cumpridos, a ressecção da raiz ou a manutenção a longo prazo com destartarização e alisamento radicular pode ser o tratamento preferido, sem ser a extração.

Na maioria dos procedimentos em túnel, o osso interfurcal é sacrificado verticalmente, abrindo a furca o suficiente para permitir que o tecido mole cubra o osso com espaço residual suficiente para acomodar os instrumentos de limpeza. Isto também requer a remoção do osso marginal nas raízes adjacentes a um nível ligeiramente apical ao nível do osso interfurcal. Se os níveis de osso marginal forem coronais ao do osso interfurcal, a altura da formação gengival é determinada pelo nível de osso marginal e a abertura furcal pode tornar-se restrita para acesso. Uma das maiores preocupações com os procedimentos de túnel é a cárie radicular.

Hamp et al[68] num estudo exaustivo de 5 anos de técnicas múltiplas para o tratamento de IF de grau II e III, seguiu apenas sete molares tunelizados, mas ao quinto ano foram detectadas cáries radiculares na furca de quatro dos molares e 3 foram extraídos por não serem restauráveis.

Hellden et al[69] estudaram 156 molares com túneis e verificaram que 75% permaneciam livres de traumas e funcionais após um tempo médio de observação de 3 anos. Eles não relataram quantos dos túneis podem ter fechado devido ao rebote gengival. Esta informação pode ser significativa porque a cárie seria menos provável de ocorrer em furcações que são subgengivais.

Ao selecionar um dente com um FI de grau III para fazer um túnel, é importante seguir estes critérios: (1) O dente deve ser um molar mandibular para um acesso claro nos dois sentidos. (2)
O paciente deve ter um índice de cárie baixo e demonstrar um bom controlo da placa bacteriana. (3) O tronco radicular deve ser curto com uma entrada de furca alta e raízes longas. (4) As raízes devem ter uma boa expansão com uma entrada de furca larga. (5) O pavimento da câmara pulpar não deve estar próximo do teto da furca para permitir uma possível odontoplastia da entrada. Uma seleção cuidadosa dos casos, com a observância destes 5 princípios, resulta numa retenção dos dentes a longo prazo.

4. RESSECÇÃO DA RAIZ / HEMISECÇÃO

Foram propostas várias definições para ressecção e amputação radicular. O glossário de termos de periodontia de 1986 apresenta as seguintes situações clínicas e definições.

Ressecção da raiz Remoção cirúrgica da totalidade ou de uma parte da raiz antes ou depois do tratamento endodôntico.

Hou et al[70] relataram uma melhoria notável nos parâmetros periodontais em FI de grau II e grau III avançados em molares com ressecção da raiz. Concluiu-se, por conseguinte, que os pilares de molares com ressecção da raiz em conjunto com um dispositivo telescópico especificamente concebido proporcionaram uma abordagem modificada para o tratamento de molares com grau II e grau III avançados.

Amputação da raiz A remoção de uma raiz de um dente multirradicular.

Hemisecção: A separação cirúrgica das raízes num dente multirradicular, especialmente um molar mandibular, através da área de furca, de tal forma que uma raiz ou raízes podem ser removidas cirurgicamente com a parte associada da coroa.

As diretrizes para a terapia periodontal elaboradas pela Academia Americana de Periodontologia em 1992 indicam como tratamento ressectivo de dentes multirradiculares apenas a ressecção da raiz e a hemisecção do dente.

• A hemisecção é definida como a remoção de metade de um dente efectuada através da secção do dente e da remoção de uma raiz. É frequentemente utilizada com referências a molares inferiores.

• A amputação radicular é caracterizada pela remoção de uma raiz sem a remoção da porção saliente da coroa.

• A ressecção da raiz indica geralmente a remoção de uma raiz sem qualquer informação sobre a coroa do dente.

A separação de raízes é indicada como a secção do complexo radicular e a manutenção de todas as raízes.

Ressecção da raiz

A ressecção da raiz é frequentemente o tratamento de eleição para as IF de grau II e III profundas, quando a regeneração é imprevisível.

A divisão de um molar mandibular através da furca, sem remoção, para criar dois dentes separados é chamada de **bissecção**, segundo **Newell**[71] .

Antes de se proceder à separação e ressecção da raiz (RSR), devem ser considerados os seguintes factores

(1) O comprimento do tronco da raiz

Um dente com um tronco radicular curto pode ter um envolvimento precoce da furca. Um dente com um tronco radicular curto é um bom candidato para RSR, a quantidade de suporte de tecido periodontal remanescente após a separação e ressecção é muitas vezes suficiente para garantir a estabilidade do cone radicular remanescente. Se o tronco radicular for longo, o envolvimento da furca ocorre mais tarde no processo da doença, mas uma vez estabelecido, a quantidade de suporte de tecido periodontal deixado apicalmente à furca pode ser insuficiente para permitir a RSR.

(2) A divergência entre os cones de raiz

A distância entre os cones radiculares deve ser tida em conta. As raízes com uma divergência curta são tecnicamente mais difíceis de separar do que as raízes que estão muito afastadas. Quanto menor for a divergência, menor será também o espaço interradicular. Quando a divergência entre duas raízes é pequena, pode ser considerada a possibilidade de aumentar a distância interradicular com um movimento ortodôntico da raiz. O espaço de furca também pode ser aumentado através de odontoplastia efectuada durante a cirurgia[7].

(3) O comprimento e a forma dos cones de raiz

Os cones radiculares curtos e pequenos que se seguem às separações tendem a apresentar uma maior mobilidade. Essas raízes têm canais radiculares estreitos que são difíceis de alargar. Consequentemente, as raízes curtas e pequenas devem ser consideradas como maus pilares para restaurações protéticas[3].

(4) Fusão entre cones de raiz

Quando é tomada a decisão de efetuar uma RSR, é importante que o clínico determine primeiro se os cones dentro do complexo radicular não estão fundidos. Este é geralmente um problema de diagnóstico simples para o molar mandibular ou para a furca vestibular dos molares superiores. Nestes dentes, a área de separação entre as raízes pode ser facilmente identificada tanto com a sonda como numa radiografia. É mais difícil identificar uma linha de separação entre as raízes mesiobucais ou distobucais e palatinas de um molar superior ou primeiro pré-molar superior com um complexo radicular estreito. Nestas situações, é frequentemente necessário levantar um retalho de tecido mole para permitir o acesso do operador às superfícies dentárias proximais. A entrada mesial (ou distal) da furca deve ser sondada até uma profundidade de 3-5 mm para verificar se não existe uma fusão entre as raízes programadas para RSR[7].

(5) Quantidade de suporte restante à volta das raízes individuais

Isto deve ser determinado pela sondagem de toda a circunferência das raízes separadas. Deve ser observado que uma perda de ligação profunda localizada numa superfície de uma raiz em particular (por exemplo, na superfície vestibular da raiz palatina, ou na superfície distal da raiz mesio-vestibular de um molar superior) pode comprometer o prognóstico a longo prazo de uma raiz que de outra forma seria ideal[7].

(6) Estabilidade das raízes individuais

Deve ser examinado após a separação da raiz, regra geral; quanto mais móvel for o cone da raiz, menos suporte de tecido periodontal permanece[7] .

(7) Acesso a dispositivos de higiene oral

Após a conclusão da terapia, o dente deve ter uma anatomia que facilite uma limpeza autónoma adequada[7] .

Indicações e contra-indicações para a ressecção radicular

1.   Dentes que são de importância crítica para o plano global de tratamento dentário. Exemplos disso são os dentes que servem de pilares de restaurações fixas ou amovíveis, para os quais a perda do dente resultaria na perda da prótese e implicaria um retratamento protético.

2.   Dentes que ainda têm ligação suficiente para a função. Os molares com perda óssea avançada nas zonas interproximal e interradicular, exceto se as lesões tiverem três paredes ósseas, não são candidatos à amputação da raiz.

3.   Dentes para os quais não existe um método de tratamento mais previsível ou económico. Exemplos são os dentes com defeitos de furca que foram tratados com sucesso com endodontia, mas que agora apresentam uma fratura vertical da raiz, perda óssea avançada ou cárie na raiz óssea.

4.   Os dentes de pacientes com boa higiene oral e baixa atividade de cárie são candidatos adequados. Os pacientes que não podem ou não querem realizar uma boa higiene oral e medidas preventivas não são candidatos adequados para a ressecção da raiz ou hemisecções. Os dentes com raízes ressecadas requerem tratamento endodôntico e, normalmente, necessitam de restaurações com gesso[71] .

Ressecção radicular: Qual a raiz a remover e porquê?

1.   Remover a(s) raiz(es) que eliminará(ão) a furca e permitirá(ão) a produção de uma arquitetura sustentável nas raízes restantes.

2.   Remover a raiz com a maior quantidade de perda óssea e de inserção. É óbvio que deve permanecer uma ligação periodontal suficiente após a cirurgia para que o dente possa suportar as exigências funcionais que lhe são impostas. Os dentes com perda óssea horizontal avançada e uniforme não são candidatos à ressecção da raiz.

3.   Remover a raiz que melhor contribui para a eliminação dos problemas

periodontais nos dentes adjacentes. Por exemplo, um primeiro molar superior, com uma furca de classe III da vestibular para a distal, é adjacente a um segundo molar superior com um defeito intraósseo de duas paredes entre os molares e uma furca precoce de classe II do segundo molar. Podem existir ou não factores anatómicos locais que afectem os dentes. A remoção da raiz distobucal do primeiro molar permite a eliminação da furca e o tratamento da lesão intra-óssea de duas paredes e também facilita o acesso para instrumentação e manutenção do segundo molar.

4.	Remover a raiz com o maior número de problemas anatómicos, tais como curvatura grave, sulcos de desenvolvimento, caneluras radiculares ou canais radiculares acessórios e múltiplos.

5.	Remover a raiz que menos complica a manutenção periodontal futura[69].

Protocolo clínico sugerido para a separação e ressecção de raízes

Newell[71] descreveu a importância da habilidade clínica na execução correta da técnica de ressecção e separação da raiz. Todas as fases do tratamento são igualmente importantes para o sucesso do procedimento.

Estão envolvidas 3 disciplinas da medicina dentária: Estas foram descritas como endodônticas, cirúrgicas e de restauração. O planeamento do tratamento para a terapia endodôntica, a construção da coroa, a construção de uma restauração provisória, a preparação do dente durante a cirurgia e a reconstrução protética final têm de ser realizadas corretamente.

Carnevale et al[73] descrevem um procedimento de oito passos que enfatiza a endodontia pré-operatória e a remoção e/ou separação da raiz durante a primeira fase de preparação e temporização do dente. Após a cicatrização inicial ter sido estabelecida, a cirurgia óssea é realizada para estabelecer uma arquitetura óssea positiva e remodelar a estrutura dentária remanescente. Os dentes são então re-preparados e temporizados. As restaurações definitivas são colocadas após 3 meses de cicatrização.

Fase endodôntica

Se possível, a terapia endodôntica e a ressecção da raiz devem ser realizadas antes da cirurgia, durante a fase protética que leva à construção de provisórios. A secção da raiz antes da cirurgia, de facto, permitirá um melhor recontorno ósseo durante a cirurgia e permitirá um fecho mais preciso do retalho e uma adaptação mais fácil da prótese provisória. Apenas quando a identificação pré-cirúrgica da raiz a ser ressecada ou separada é impossível é que a secção da raiz deve ser realizada durante a cirurgia. Nestas circunstâncias, a remoção das raízes envolvidas durante a cirurgia é aceitável mesmo num dente vital. Nestes casos, o tratamento endodôntico subsequente deve ser efectuado o mais rapidamente possível. A este respeito, deve notar-se que a ressecção da podridão antes do tratamento endodôntico e a reconstrução com um material adesivo pode aumentar a complexidade técnica da restauração da parte restante do dente.

Durante o tratamento endodôntico, sugere-se que a abertura de acesso seja mantida tão pequena quanto possível. Uma vez que a fratura da raiz e a falha do material de restauração são um fator importante no sucesso a longo prazo dos dentes ressecados, deve evitar-se, se possível, qualquer procedimento operatório que remova a estrutura coronal intacta do dente ou que exerça uma pressão excessiva no canal. A preparação excessiva dos canais radiculares e a condensação lateral durante o tratamento endodôntico também devem ser evitadas.

Fase de restauração

Deve ter-se muito cuidado ao restaurar corretamente os molares que foram submetidos a cirurgia de ressecção radicular. Os problemas que podem surgir quando o tratamento reconstrutivo não é efectuado corretamente incluem retenção defeituosa, enfraquecimento excessivo da estrutura radicular, selamento marginal incompleto.

Uma restauração de base é a parte da reconstrução. Substitui a estrutura dentária coronal e radicular em falta antes da colocação da coroa. O objetivo da restauração é proporcionar uma retenção e resistência adequadas para a restauração de cobertura total subsequente.

Guzy[74] sugere que a resistência à fratura não melhora e pode mesmo diminuir com a colocação do pilar.

Uma vez que a fratura da raiz é uma causa significativa de fracasso, qualquer procedimento de restauração que aumente as hipóteses de fratura da raiz deve ser evitado. Por conseguinte, a utilização de um pilar no fabrico da restauração de fundação deve ser limitada a situações em que a estrutura dentária coronal é insuficiente para proporcionar uma retenção e resistência adequadas para a restauração de cobertura total.

Por conseguinte, o pilar endodôntico só deve ser incorporado na restauração de fundação quando a estrutura dentária residual não proporcionar uma retenção adequada. Sempre que se considere necessário colocar um pilar, os estudos indicam que um pilar préfabricado de lados paralelos tem menos probabilidades de resultar em fratura da raiz ou da restauração, em comparação com um pilar cónico fabricado à medida.

A investigação protética tem contestado a crença de que a restauração específica da base reforça os dentes tratados endodonticamente. Vários materiais e técnicas de fundação foram testados diretamente quanto à retenção e resistência à fratura.

Majzoou[75] demonstrou em dentes extraídos que uma ressecção radicular num molar maxilar deixará menos de 3 mm de estrutura radicular disponível nesta área em 86% das vezes. Pode inferir-se destes dados que as restaurações colocadas nesta área estendem-se frequentemente mais subgengivalmente do que o ideal.

Isto é particularmente importante nos casos de ressecção radicular de molares superiores que deixam duas raízes ligadas: neste caso, a ressecção da margem óssea para estabelecer uma largura biológica adequada levará à abertura da furca entre as duas raízes residuais.

FASE CIRÚRGICA

Carnevale et al[73] sugerem que o recontorno ósseo para recriar uma arquitetura positiva e os retalhos posicionados apicalmente devem ser utilizados para obter um ambiente propício a uma boa higiene e a cuidados dentários fáceis.

Seguindo estas indicações, o recontorno ósseo é efectuado utilizando instrumentos rotativos para reduzir a espessura do osso alveolar, enquanto os instrumentos manuais são utilizados para criar um contorno ósseo recortado de forma a que as parábolas vestibular e lingual sejam posicionadas apicalmente ao septo ósseo interdentário.

Durante a cirurgia, a presença de lábios radiculares não detectados durante a fase protética ou de contornos radiculares irregulares tem de ser cuidadosamente avaliada e eliminada, uma vez que a manutenção dessa morfologia pode levar à acumulação de placa bacteriana e à progressão da doença.

Newell[71] demonstrou num estudo de 70 dentes com ressecção radicular que mais de 30% dos dentes examinados tinham uma ressecção defeituosa da raiz. Fragmentos residuais de raiz, lábios de furca e saliências estavam presentes nesse grupo. As falhas foram mais frequentes na ressecção maxilar em comparação com as ressecções mandibulares. Estas deficiências eram radiograficamente detectáveis na mandíbula, mas detectáveis em apenas 38% dos casos maxilares. Tendo em conta a elevada incidência de fragmentos radiculares residuais, todas as ressecções radiculares devem ser efectuadas através de uma abordagem com retalho.

Contorno do dente após separação ou ressecção da raiz

A morfologia da porção do dente remanescente após a terapia de separação e ressecção da raiz é de importância primordial para a manutenção subsequente do dente.

Hou et al[70] afirmaram que, devido aos resultados inconsistentes da terapia periodontal e protética, o periodontista pode optar por tratar o envolvimento da furca dos molares superiores, com uma morfologia radicular deficiente, utilizando uma técnica de ressecção radicular (RRT). A má morfologia da raiz remanescente após a RRT é geralmente considerada um fator de alto risco para o sucesso periodontal e protético a longo prazo. O objetivo deste estudo retrospetivo foi investigar as diferenças nos parâmetros clínicos periodontais entre pilares de molares com e sem separação e/ou ressecção da raiz do molar (RSR) antes e depois da terapia periodontal e protética, utilizando uma prótese telescópica com coroa e manga (CSCTD). Um total de 85 molares (47 maxilares e 38 mandibulares) foram tratados em 25 indivíduos. Havia 33 pilares sem RSR e 52 pilares com RSR. Foram colocados 43 CSCTD, 23 na arcada maxilar e 20 na arcada mandibular. O período médio de observação foi de 6,7 + 1,9 anos (variação de 5 a 13 anos). Foram registados o índice de placa, o índice gengival, a profundidade de sondagem, a CAL e as alterações do osso alveolar. Foram avaliadas as diferenças nestes parâmetros antes e depois da terapia periodontal e protética entre os molares envolvidos em furca avançada com e sem RSR. Os resultados revelaram uma melhoria notável nos parâmetros periodontais em FI de classe II e III avançada em molares com RSR em comparação com aqueles sem RSR. O autor concluiu que os pilares molares com RSR, em conjunto com um dispositivo telescópico especificamente concebido, proporcionam uma abordagem modificada para o tratamento de molares com FI de classe II e III avançada.

5. *BICUSPIDIZAÇÃO*

Outra abordagem para tratar um envolvimento de furca de grau III de um molar mandibular é chamada de "Bicuspidização". O clínico divide o molar mandibular verticalmente através da furca, sem remover nenhuma das metades, deixando duas raízes separadas que são então tratadas como bicúspides. O sucesso da bicuspidização depende de três factores:

1.   Estabilidade e suporte ósseo adequado para as secções individuais dos dentes.

2.   Ausência de caneluras radiculares graves no aspeto distal da raiz distal.

3.   Separação adequada das raízes mesial e distal, para permitir a criação de uma emrasura aceitável para uma higiene oral eficaz.

De acordo com **Newell**[71] , a vantagem da amputação, hemisecção ou bissecção é a retenção de parte ou da totalidade do dente. No entanto, a desvantagem é que a raiz ou raízes remanescentes devem ser submetidas a terapia endodôntica e a coroa deve ser submetida a tratamento restaurador. A necessidade de cuidados endodônticos antes da ressecção ou secção da raiz tem uma longa história na medicina dentária. Permanece atualmente como uma necessidade no tratamento de molares inferiores antes da remoção parcial das suas raízes ou da separação das suas coroas.

6. *CIMENTO DE IONÓMERO DE VIDRO FOTOPOLIMERIZÁVEL EM FURCA DE GRAU III*

Anderegg[76] relatou que o uso de cimentos de ionómero de resina foi proposto na gestão de casos avançados de FI de grau III. Houve redução da mobilidade dentária e da contagem de placa, ausência de sangramento à sondagem e diminuição da profundidade de sondagem com o uso do ionómero de resina.

1. Os materiais de restauração de ionómero de vidro demonstraram ter propriedades biocompatíveis com o tecido periodontal.

2. A atividade antimicrobiana do flúor libertado por estes materiais afecta a composição da bioquímica da placa dentária ao alterar o metabolismo dos hidratos de carbono, afectando assim a aderência da placa.

3. O LC GIC apresenta insolubilidade em fluidos orais.

4. Maior aderência à estrutura dentária e a outros substratos dentários.

5. Capacidades de dupla cura.

6. Baixa retração de cura

7. Baixo coeficiente de expansão térmica

8. Radiopacidade.

No entanto, a colocação subgengival do GIC comummente utilizado tem duas grandes limitações.

1.	A proteção contra a humidade e a contaminação do sangue é necessária durante as primeiras 24 horas, que é o tempo necessário para que a reação de fixação se complete.

2.	O acabamento da restauração também deve ser efectuado após 24 horas.

Estas duas deficiências podem ser ultrapassadas através da utilização de cimentos de ionómero de vidro fotopolimerizáveis, nos quais a adição de resina facilita a rápida fixação inicial e a polimerização.

Clinicamente, foi observada uma redução da profundidade de sondagem e da mobilidade com a utilização deste material. Os resultados histológicos sugerem a adesão do tecido epitelial e conjuntivo a estes materiais de restauração de resina-ionómero durante o processo de cicatrização. Assim, a área de furca não acessível ao controlo da placa bacteriana, pode ser semelhante à superfície de um dente com uma única raiz, facilmente mantida pelo paciente. No entanto, são necessários ensaios clínicos controlados e aleatórios a longo prazo para estabelecer a eficácia deste material.

Andregg[77] relatou que o selamento das furcas de dentes multirradiculares com prognóstico desfavorável parece ser uma alternativa viável para acessar as mesmas áreas intra-radiculares para manutenção usando modos mais convencionais de terapia. O selamento diminui ainda mais a área de superfície da furca e simplifica a manutenção futura. Foram avaliados 17 pacientes periodontais adultos com defeitos de furca de grau III. Utilizando um procedimento de retalho aberto, foi colocado um ionómero de resina em todos os 3 defeitos de furca. Os pacientes foram colocados em consultas de manutenção trimestrais e os dentes foram avaliados até 1 ano.

Fowler[78] apresentou uma refutação aos estudos que demonstram excelentes resultados no tratamento de furca com restaurações de ionómero, relatando o fracasso do ionómero de resina na retenção de dentes multirradiculares com envolvimento de furca de grau 3. Uma invasão de furca de grau III num molar inferior foi tratada por acesso cirúrgico para SRP juntamente com a obliteração da furca utilizando uma restauração de ionómero de resina. Segundo eles, o clínico deve considerar a etiologia multifatorial da rutura periodontal dentro de uma furca.

7. CIMENTO DE HIDROXIAPATITE NO ENVOLVIMENTO DE FURCA DE CLASSE III

Rupprecht et al[79] afirmaram que o cimento de hidroxiapetite de cálcio demonstrou, tanto em modelos animais como em defeitos craniofaciais humanos, ser seguro, absorvível, osteocondutor e possivelmente osteoindutor. O estudo avaliou uma nova técnica utilizando HAC para obturar cirurgicamente defeitos de furca mandibular de classe III.

Os autores concluíram que os locais experimentais perderam 1 a 1,5 mm de osso e de inserção em comparação com os controlos, sem qualquer benefício clínico significativo. Embora o conceito de obturar cirurgicamente defeitos de furca de classe III com um material seguro e osteocondutor continue a ser atrativo, o HAC não promoveu a reparação ou regeneração nesta técnica.

8. GESTÃO DO ENVOLVIMENTO DAS FURCAÇÕES POR QUIMIOTERAPIA

As dificuldades de efetuar um desbridamento adequado nas furcações por meios mecânicos levaram à experimentação de agentes quimioterapêuticos nestas áreas. **Needle man**[80] testou o efeito adjuvante da irrigação de gel de metronidazol a 1% na área da furca com envolvimentos de classe II e III durante a manutenção periodontal com destartarização subgengival. Clinicamente, não se observaram mais melhorias na furca tratada com metronidazol, do mesmo modo que foi relatada a ausência de efeito adjuvante exercido pelo gel de metronidazol relativamente à proporção de espiroquetas, bastonetes móveis e cocos observados com microscopia de campo escuro.

Nylund[81] avaliou o efeito terapêutico da irrigação subgengival com tetraciclina como um suplemento ao desbridamento mecânico em furcações com envolvimentos de classe I, II e III. A irrigação profissional de 50mg / ml de solução de tetraciclina foi efectuada de duas em duas semanas durante 3 meses. A avaliação de um ano dos níveis de fixação e das profundidades das bolsas deve apresentar uma variação clinicamente negligenciável (<1 mm), tanto nas furcações irrigadas com tetraciclina como com soro fisiológico. Por conseguinte, pode concluir-se que é pouco provável que a administração local esporádica e não controlada de substâncias antibióticas exerça qualquer efeito suplementar em relação ao produzido pelo tratamento mecânico subgengival.

ESTUDOS CLÍNICOS A LONGO PRAZO

ESTUDO BASEADO NA MORTALIDADE DENTÁRIA

Goldman et al[82] examinaram os registos clínicos de 211 pacientes tratados e mantidos durante 15 a 34 anos (tempo médio de 22,2 anos). O tratamento efectuado consistiu em destartarização supragengival e subgengival, instrução de higiene oral e ajuste oclusal quando necessário. A cirurgia consistiu principalmente em gengivectomia ou gengivoplastia e, em poucos casos, foi efectuado um retalho ou curetagem aberta. De acordo com a sua resposta ao tratamento, os pacientes foram classificados da seguinte forma - grupo bem conservado 131 (62%), grupo em declínio 59 (28%) e grupo extremamente em declínio 21 (10%). Em nenhum momento foi removido tecido ósseo. As furca foram tratadas por gengivectomia ou gengivoplastia ou um retalho posicionado apicalmente e mantidas por raspagem e curetagem. Apenas em 5 casos não foi efectuada amputação. Dos dentes inicialmente presentes, 13,4% foram perdidos de 630 pacientes com envolvimento de furca inicialmente diagnosticado, 270 foram extraídos (43,5%), enquanto que no grupo bem mantido, o número de dentes perdidos com envolvimento de furca foi 56 de 335 (16,7%). Entre os molares não furcados, 190 de 1112 (17%) foram perdidos durante o estudo.

Wang et al[83] demonstraram que os molares com envolvimento da furca tinham 2,54 vezes mais probabilidades de serem perdidos em comparação com os dentes sem envolvimento da furca durante o período de manutenção de 8 anos.

ESTUDOS BASEADOS EM MEDIÇÕES CLÍNICAS, PARÂMETROS MICROBIANOS E EFICÁCIA DA INSTRUMENTAÇÃO RADICULAR.

Kaldahl et al[84] descobriram que a furca dos dentes molares respondia sempre menos favoravelmente do que outros grupos de locais à terapia periodontal cirúrgica em termos de medições dos níveis de inserção, independentemente da profundidade de sondagem inicial.

Wang et al[83] relataram que, durante 8 anos de terapia periodontal de suporte, os molares com envolvimento de furca perderam uma média de 1,24 mm no nível de inserção, enquanto os molares sem envolvimento de furca perderam apenas 0,6 mm.

Parashis et al[85] estudando 30 molares mandibulares programados para extração com envolvimento de furca classe II e III e índice de cálculo > 2 mostraram que os valores médios de cálculo residual eram estatisticamente mais baixos para a superfície externa do que para as áreas de furca quando se utilizava uma abordagem fechada.

CICATRIZAÇÃO DE FERIDAS EM DEFEITOS DE FURCA

Eickholz[86] Estudou a comparação da regeneração óssea avaliada por radiografia de subtração com a medição da fixação clínica 24 meses após a cirurgia regenerativa. Foram utilizados os seguintes critérios para classificar uma imagem de subtração como aceitável ou questionável para análise.

Aceitável se

(1)   Foi observado um alinhamento perfeito das trabéculas ósseas junto à região das alterações putativas.

(2)   Após a deslocação do alinhamento, o núcleo da mudança persiste.

(3)   A discrepância de angulação observada não pode explicar a alteração entre as radiografias.

Questionável: Se

(1)   Pequenas alterações no alinhamento causam grandes alterações ósseas.

(2)   As alterações aparecem em locais inesperados relacionados com os procedimentos clínicos. A área de ganho na furca foi identificada, isolada e medida da seguinte forma.

(a)   Uma região em torno de cada área de ganho foi convertida numa imagem binária

(b)   O ruído de fundo nesta região foi removido por dilatação e erosão.

(3)   O sistema de análise de imagem foi calibrado para converter pixéis em milímetros.

(4)   Utilizando um programa personalizado modificado, a área de ganho foi determinada e expressa em milímetros quadrados. A alteração dos níveis de cinzento foi avaliada.

Os autores concluíram que existia uma correlação estatisticamente significativa entre as melhorias clínicas e radiográficas com os defeitos de furca. No entanto, esta correlação foi modulada por outros factores, tais como a CAL-V ou CAL-H de base, a redução da PD & GI ou o tabagismo. O ganho de densidade relativa pareceu descrever suficientemente as alterações ósseas relacionadas com as alterações clínicas nas furcações vestibulares e linguais, enquanto o ganho de área óssea descreveu adequadamente as alterações ósseas nas furcações interproximais de grau II e III.

PREOCUPAÇÕES PARA O FUTURO

Ao considerar as necessidades futuras de cuidados dentários, o desenvolvimento de procedimentos capazes de produzir resultados terapêuticos mais previsíveis, especialmente no tratamento das regiões de furca, deve ser uma prioridade elevada. As técnicas desenvolvidas para melhorar a visualização e a instrumentação aumentam a capacidade dos clínicos para remover os factores etiológicos e devem ajudar a estabilizar o estado periodontal.

Reinhardt et al[87] concluíram que a reflexão gengival aumentada pela iluminação da superfície dentária por fibra ótica demonstrou permitir ao operador alcançar um elevado nível de remoção de acreção das regiões subgengivais em torno de dentes com raízes individuais.

A utilização de um pequeno instrumento de retração com feixes de fibra ótica em miniatura e sistemas de ar/água melhoram a capacidade do clínico para iluminar a superfície do dente e os depósitos radiculares defeituosos nos defeitos de furca. Este instrumento pode levar a um melhor desbridamento destes defeitos periodontais.

BIBLIOGRAFIA

1. Newman MG, Takei HH, Carranza FA. *Periodontologia clínica edição 9.Saunders. 2004; p 67-69.*

2. Cattabriga M, Pedrazzoli V e Wilson Jr. TG. A abordagem conservadora no tratamento de lesões de furca. *Periodontologia 2000 2000; 22 : 133-153.*

3. Al-Shammari KF, Kazor CE e Wang H-L. Anatomia da raiz do molar e tratamento de defeitos de furca. *J Clin Periodontol 2001; 28 : 730-740*

4. Hamp SE, Nyman S e Lindhe J. Tratamento periodontal de dentes multirradiculares. *J Clin Periodontol 1975; 2:126-135.*

5. Reddy KP, Nayak DG e Uppoor A AS. Retenção de molares superiores com envolvimento de furca de classe 3 utilizando ionómero de vidro: dois relatos de casos. *O Jornal da prática dentária contemporânea 2005; 6: 4 :160-163.*

6. Vandersall DC e Detamore RJ. A invasão da furca da classe 3 mandibular. *J Am Dent Assoc 2004; 133 : 1 :55-60.*

7. Carnevale G, Pontoriero R, Lindhe J. Tratamento de dentes com furca. Clinical Periodontology and implant dentistry. ed *4.Blackwell munksgaard, Blackwell publishing co. 2003; 705.*

8. Hou GL, Tsai CC. Tipos e dimensões do tronco radicular correlacionados com o diagnóstico do envolvimento da furca do molar. *J Clin Periodontol 1997; 24 : 129.*

9. Gher Jr MW, Dunlop RW. Variação linear da área de superfície radicular do primeiro molar superior. *J Periodontol 1985; 39-43.*

10. Joseph I, Varma B.R.R., Bhat KM. Significado clínico da anatomia da furca do primeiro pré-molar superior: um estudo biométrico em dentes extraídos. *J Periodontol 1996; 67 : 386-389.*

11. Dunlop RM, Gher ME. Medidas da superfície radicular do primeiro molar inferior. *J Periodontol 1985; 234-238.*

12. Santana RB, Uzel MI, Gusman H, Gunaydin Y, Jones JA, Leone CW. Análise morfométrica da anatomia da furca de molares inferiores. *J Periodontol 2004; 75*

: 824-829.

13. Newman MG, Takei HH, Carranza FA. *Clinical periodontology edition 9. Saunders. 2004; p 825.*

14. Masters DH, Hoskins SW. Projeção do esmalte cervical na furca do molar. *J Periodontol 1964; 35: 49.*

15. Leib AM. Envolvimentos de furca correlacionados com projecções de esmalte. *J Periodontol 1967; 38 : 330.*

16. Hou GL, Tsia CC. Relação entre o envolvimento da furca periodontal e as projecções cervicais do esmalte dos molares. *JPeriodontol 1987; 715-721.*

17. Hou GL, Tsai CC. Projeção do esmalte cervical e crista bifurcacional intermédia correlacionadas com o envolvimento das furcas dos molares. *J Periodontol 1997; 68 : 687-693.*

18. Villaca JH, Rodrigues DC, Novaes Jr AB, Taba Jr M, Souza SLS, Grisi MFM. A cancela do tronco radicular como fator de risco para procedimentos regenerativos de lesões de furca classe II em humanos. *J Periodontol 2004; 75: 1493-1499.*

19. Hou GL, Hung CC, Tsai CC, Weisgold AS. Estudo topográfico do tipo de tronco radicular em molares chineses com envolvimento de furca classe III: Tipo de molar e local da furca. *Int J Periodontics Restorative Dent 2005; 25 : 173 1 79.*

20. Newell D. O diagnóstico e tratamento de invasões de furca de molares. *Dent Clin North Am 1998; 42 : 301-337.*

21. Glickman I, Smulow JB, Moreau J. Effect of alloxan diabetes upon the periodontal response to excessive oclusal forces. *J Periodontol 1966; 37: 146.*

22. Lommel JJ, Meister F Jr, Gerstein H. Perda óssea alveolar associada a fracturas radiculares verticais. *Oral Surg. 1978, 45 : 909.*

23. Lang NP, Kiel RA, Ander halden K. Efeitos clínicos e microbiológicos de restaurações subgengivais com margens salientes ou clinicamente perfeitas. *J Clin Periodontol 1983; 10: 563.*

24. Wang HL, Burgett FG, Shyr Y. A relação entre restauração e envolvimento de furca em dentes molares. *J Periodontol 1993 ; 302-305.*

25. Glickman I. *Clinical periodontology, ed 1. Filadélfia, Saunders, 1953.*

26. Goldman HM, Cohen DW. *Terapia periodontal. St. Louis, CV Mosby, 1968, p 824-830.*

27. Hamp SE, Nyman S, Lindhe J. Tratamento periodontal de dentes multi-radiculares: Resultados após 5 anos. *J Clin Periodontol 1975; 2 : 126.*

28. Fedi PF Jr. *The periodontal syllabus, ed 2. Filadélfia, Lea and Febiger, 1985, p 169-170.*

29. Easley JR, Drennam JA. Classificação morfológica da furca. *J Canada Dent Assn 1969; 32(2) : 104.*

30. Tarnow D, Fletcher P. Classificação do componente vertical do envolvimento da furca. *J Periodontol 1984; 55 : 283.*

31. Eickholz P, Kim TS. Reprodutibilidade e validade da avaliação dos parâmetros clínicos da furca em relação a diferentes sondas. *J Periodontol 1998; 69 : 328336.*

32. Zappa U, Gross OL, Simona C, Graf H, Caso D: Diagnóstico clínico de furca e defeitos ósseos inter-radiculares. *JPeriodontol 1993; 64 (3) : 219-27.*

33. Hardekopf JD, Dunlap RM, Ahl DR, Pelleu GB. A "seta da furca" Uma imagem radiográfica fiável? *J Periodontol 1987; 258-261.*

34. McGuire MK. Prognóstico versus resultados efectivos. Um estudo a longo prazo de 100 pacientes periodontais tratados sob cuidados de manutenção. *J Periodontol 1991; 62 : 51.*

35. Chase R Sr. Low SB. Caraterísticas de sobrevivência de dentes periodontalmente envolvidos. Um estudo de 40 anos. *J Periodontol 1993; 64 : 701.*

36. Machtei EE, Zubery Y, Yehuda AB. Perda óssea proximal adjacente a dentes sem esperança periodontal com e sem extração. *J Periodontol 1989; 60 : 512.*

37. McGuire M, Nunn M. A eficácia dos parâmetros clínicos na previsão exacta da sobrevivência dos dentes. *J Periodontol 1996; 67: 666-674.*

38. Lindhe J. *Livro de texto de periodontologia clínica, edição 2. Copenhaga, Munksgaard. 1989, p 522-532.*

39. Ramfjord SP, Nissle RR. O retalho de Widman modificado. *J Periodontol 1974;*

45 : 601.

40.   Carranza FA Jr. *Periodontologia Clínica. Filadélfia, WB Saunders. 1984; p 845-859.*

41.   Kalkwarf KL, Kaldahl WB, Patil KD. Avaliação da resposta da região de furca à terapia periodontal. *J Periodontol 1988; 59 : 794.*

42.   Fleischer HC, Mellonig JT, Brayer WK, Gray JL, Barnett JD. Eficácia da destartarização e aplainamento radicular em dentes com múltiplas raízes. *J Periodontol 1989; 402-409.*

43.   Ribeiro EDP, Bitten court S, Ambrasano GMB, Nociti Jr. FH, Sallum EA, Sallum AW et al. FH, Sallum EA, Sallum AW et al. Iodopovidona utilizada como adjuvante no tratamento não cirúrgico do envolvimento de furca. *J Periodontol 2006; 77: 211-217.*

44.   Lebovic V, Kenney EB, Kovacevic K, Carranza FA. Avaliação da regeneração tecidual guiada em furca classe II. Um estudo clínico de reentrada. *J Periodontol1989; 60: 694-698.*

45.   Lekovic V, Kenney EB, Carranza FA, Danilovic V. Tratamento de defeitos de furca de Classe II utilizando hidroxilapatite porosa em conjunto com membrana de politetrafluoroetileno. *J Periodontol 1990; 61: 575-578.*

46.   Avera JB, Camargo PM, Klokkevold PR, Kenney EB, Lekovic V. Regenerações teciduais guiadas em molares superiores envolvidos em furca classe II: Um estudo controlado de 8 casos de boca dividida. *J Periodontol 1998; 69:1020-1026.*

47.   Warrer K, Karring T, Godtfredsen K. Formação do ligamento periodontal à volta de diferentes tipos de implantes dentários de titânio. I. O sistema de implantes do tipo parafuso auto-roscante. *J Periodontol 1993; 64 : 29-34.*

48.   Haney JM, Irknes KN, Gantes BG, Wikesjo UME. Acompanhamento clínico de 4-5 anos de defeitos de furca de classe II mandibular tratados com ácido cítrico e retalhos posicionados coronalmente. *J Periodontol 1991; 62 : 801.*

49.   Leon LE, Vogel RI. Uma comparação da eficácia da destartarização manual e do desbridamento ultrassónico em furcações, avaliada por microscopia diferencial

de campo escuro. *J Periodontol 1987; 78 :86-94*

50. Pontoriero R, Lindhe J, Nyman S, Karring T, Reserberg E, Sanavi F. Regeneração tecidular guiada no tratamento de defeitos de furca em molares madibulares. Estudos clínicos de envolvimentos de grau III. *J Clin Periodontol 1989; 16 : 170 - 174.*

51. Lindhe J, Pontoriero R, Berglundh T, Araujo M. O efeito da gestão do retalho e dos dispositivos oclusivos bioreabsorvíveis no tratamento GTR de defeitos de furca de grau III. Um estudo experimental em cães. *J Clin Periodontol 1995; 22 : 276-283.*

52. Araujo MG, Berglundh T, Lindhe J. Tratamento GTR de defeitos de furca grau III com 2 barreiras reabsorvíveis diferentes, um estudo experimental em cães. *J Clin Periodontol 1998; 25: 253-259.*

53. Pontoriero R, Lindhe J. Regeneração tecidular guiada no tratamento de defeitos de furca de grau III em molares superiores. *J Clin Periodontol 1995; 22 : 810-812.*

54. Sallum EA, Pereira de silva SL, Caffesse RG, Nociti Jr. FH, Casati MZ, Sallum AW. GTR em defeitos de furca classe III com membrana reabsorvível de ácido polilático. Um estudo histomorfométrico em cães. *Braz J Oral Sci 2002; 22 : 7683.*

55. Gantes B, Synowski BN, Garrett S, Egelberg J. Tratamento de defeitos de furca periodontal. Defeitos da Classe II da mandíbula. *J Periodontal 1991; 62 : 361 - 365.*

56. Pepelassi EM, Bissada NF, Green well H, Farah CE. O enxerto composto de doxiclina-fosfato tricálcico facilita a cicatrização óssea em defeitos de furca periodontal avançada. *J Periodontal 1991; 62 : 106-115.*

57. Garrett S, Gantes B, Zimmerman G, Egelberg J. Tratamento de defeitos de furca periodontal de classe III mandibular. Retalhos posicionados coronalmente com e sem membranas de politetrafluoretileno expandido. *J Periodontol 1994; 65 : 592-597.*

58. Anderegg CR, Martin SJ, Gray JL, Mellonig JT, Marlin EG. Avaliação clínica da

utilização de aloenxerto ósseo liofilizado descalcificado com regeneração tecidular guiada no tratamento de invasões de furca de molares. *J Periodontol 1991; 62 : 264-268.*

59. Palioto DB, Joly JC, de lima AFM, Mota LF, Caffesse R. *J Clin Periodontol 2003; 30: 1-8.*

60. Fernandes JMA, Rego ROCC, Spolidorio LC, Marcantonio Jr. E, Cirelli JA. Proteínas da matriz do esmalte associadas ao GTR e ao vidro bioativo no tratamento da furca classe III em cães.

61. Donos N, Sculean A, Glavind L, Reich E, Karring T. Cicatrização de feridas de envolvimentos de furca de grau III após regeneração tecidular guiada e/ou Emdogain. Um estudo histológico. *J Clin Periodontol 2003; 30 :1061-1068.*

62. Donon N, Glavind L, Karring T, Sculean A. Avaliação clínica de um derivado da matriz de esmalte e de uma membrana bioreabsorvível no tratamento do envolvimento da furca de grau III. Uma série de nove pacientes. *Int J Periodontics Restorative Dent 2004; 24 : 362-369.*

63. Hovey LR, Jones AA, McGuire M, Melloni JT, Schoolfield J, Cochran DL. Aplicação da engenharia de tecidos periodontais utilizando um derivado da matriz de esmalte e um substituto dérmico derivado de fibroblastos humanos para estimular a cicatrização de feridas periodontais em defeitos de furca de classe III. *J Periodontol 2006; 77 : 790-799*

64. Rossa Jr.C, Marcantonio Jr. E, Cirelli JA, Marcantonio RAC, Spolidorio LC, Fogo JC. Regeneração de defeitos de furca classe III com o fator de crescimento de fibroblastos básicos (b-FGF) associado ao GTR. Um estudo descritivo e histométrico em cães. *JPeriodontol 2000; 71 : 775-784.*

65. Park JB, Matsuura M, Han KY, Norderyd O, Lin WL, Genco RJ, Cho ML. Regeneração periodontal em defeitos de furca classe III de cães beagle utilizando terapia regenerativa de tecidos guiada com fator de crescimento derivado de plaquetas. *J periodontol 1995;66:462-477*

66. Mellonig JT, Valderrama MP, Cochran LD. Avaliação histológica e clínica do fator de crescimento derivado de plaquetas humano recombinante combinado

com fosfato beta-tricálcico para o tratamento de defeitos de furca de classe iii humana. *Int J Periodontics Restorative Dent 2009; 29 : 169-177*

67. Giannobile WV, Ryan S, Shih MS, Su DL, Kaplan PL, Chan TCK. A proteína osteogénica humana recombinante-1 (OP-1) estimula a cicatrização de feridas periodontais em defeitos de furca de classe III. *Jperiodontol 1998 ; 69: 129-137*

68. Hamp SE, Nyman S, Lindhe J. Tratamento periodontal de dentes mutirooted. Resultados após 5 anos. *J Clin Periodontol 1987; 58 : 258.*

69. Hellden LB, Elliot A, Steffensen B. O prognóstico das preparações de túnel no tratamento de furcações de classe III: Um estudo de seguimento. *J Periodontol 1989; 60 : 182.*

70. Hou GL, Tsai CC, Weisgold AS. Tratamento de envolvimento de furca de molar usando separação de raiz e uma dentadura telescópica com coroa e manga. Um estudo longitudinal. *J Periodontol 1999; 70 :1098-1109*

71. Newell DH. O papel do prostodontista na restauração de molares ressecados: um estudo de 70 ressecções de raízes de molares. *J prosthet Dent 1991; 65 : 7.*

72. Newman MG, Takei HH, Carranza FA. *Clinical Periodontology edition 9. Saunders. 2004; p 831.*

73. Carnevale G. Pentoriero R, Hurzeler M. Gestão do envolvimento da furca. *Seriodontologia 2000 1995; 9 : 69-89.*

74. Guzy GE, Nichols JL. Comparação in vitro de dentes intactos tratados endodonticamente com e sem reforço de endo-poste. *J Prosthet Dent 1979; 42 : 39-42.*

75. Majzooub Z, Kon S. Morfologia dentária após procedimentos de ressecção radicular em molares superiores. *J Periodontol 1992; 63 : 290-296.*

76. Anderegg CR. O tratamento de furcações maxilares de classe III utilizando um ionómero de resina - um relato de caso. *J Periodontol 1998; 60 : 948-950.*

77. Anderegg CR, Metzler DG. Retenção de dentes multirradiculares com lesões de furca classe III utilizando resinas. Relato de 17 casos. *J Periodontol 2000 ; 71 : 1043-1047.*

78. Fowler EB, Breault LG. Falha dos ionómeros de resina na retenção de dentes multirradiculares com envolvimento de furca classe III. Relato de caso de refutação. *J Periodontol 2001; 72: 1084-1091.*

79. Rupprecht RD, Horning GM, Towle HJ III. Uma avaliação clínica do cimento de hidroxiapatita no tratamento de defeitos de furca de classe III. *J Periodontol 2001; 72 : 1443 -1450.*

80. Needleman IG, Watts TL. O efeito do gel de metronidazol a 1% na manutenção de rotina do envolvimento persistente de furca em seres humanos. *J Periodontol 1989; 60 : 699-703.*

81. Nylund K, Egelberg J. Irrigação antimicrobiana da lesão de furca periodontal para complementar as instruções de higiene oral e o desbridamento radicular. *J Clin Periodontol 1990; 17 : 90-75.*

82. Goldman MJ, Ross IF, Goteiner D. Efeito da terapia periodontal em pacientes mantidos por 15 anos ou mais. Um estudo retrospetivo. *J Periodontol 1986; 57 : 347-353.*

83. Wang HL, Burgett FG, Shyr Y, Ramfjord S. A influência do envolvimento e mobilidade da furca do molar na futura perda de inserção periodontal clínica. *J Periodontol 1994; 65: 25-29.*

84. Kaldahl WB, Kalkwarf KL, Patil KD, Molvar MP. Respostas de quatro grupos de dentes e sítios à terapia periodontal. *J Periodontol 1990; 61 : 173-179.*

85. Parashis AO, Anagnou-Vare ltzides A, Demetnou N. Remoção de cálculo em dentes multirradiculares com e sem acesso cirúrgico. I. Eficácia nas superfícies externa e de furca em relação à profundidade de sondagem. *J Clin Periodontol 1993; 20 : 6368.*

86. Eickholz P, Hausmann E. Evidência de cicatrização de furcações de classe II e classe III 24 meses após a terapia de regeneração tecidular guiada. Subtração digital e medições clínicas. *J Periodontol 1999; 70: 1490-1500.*

87. Reinhardt RA, Johmon GK, Tussing GJ. Aplainamento radicular com reflexão da papila interdental e iluminação de fibra ótica. *J Periodontol 1985; 56: 721.*

88. Hirschfeld L, Wasserman B. Um estudo a longo prazo da perda de dentes em 600

pacientes periodontais tratados. *J Periodontal 1978; 49 : 225-237.*

89. Ramjford SP. Alisamento radicular e curetagem. *Int Dent J1980; 30 : 93-100.*

90. Dr. Aishwarya Patil, Dr. Sarika Shetty *International Journal, março de 2022.*

91. Dr. Sajid, T. Hussain Dr. Pavitra P. *Revista Europeia Edição 08 2020.*

92. Varadhan Karthikeyan, Vasudevalu Sujatha e Venkatesh Prabhuji. *Jornal da Academia Internacional 2015.*

93. Andrea Pilloni e Mariana A. Rojas. *Revista de Odontologia. 2019.*

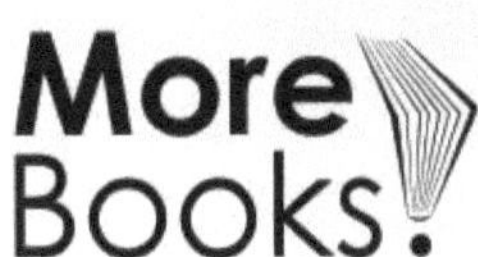

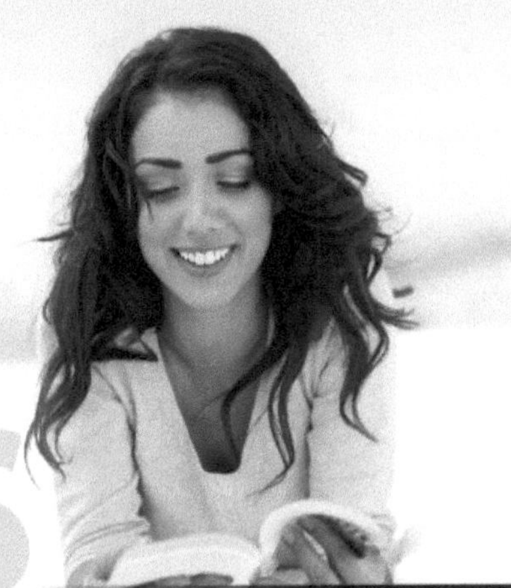

yes

I want morebooks!

Buy your books fast and straightforward online - at one of world's fastest growing online book stores! Environmentally sound due to Print-on-Demand technologies.

Buy your books online at
www.morebooks.shop

Compre os seus livros mais rápido e diretamente na internet, em uma das livrarias on-line com o maior crescimento no mundo! Produção que protege o meio ambiente através das tecnologias de impressão sob demanda.

Compre os seus livros on-line em
www.morebooks.shop

info@omniscriptum.com
www.omniscriptum.com

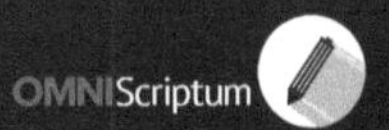

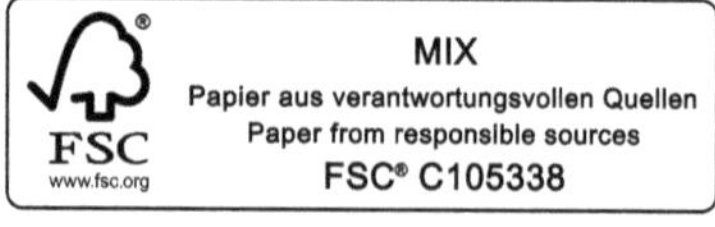

Printed by Books on Demand GmbH, Norderstedt / Germany